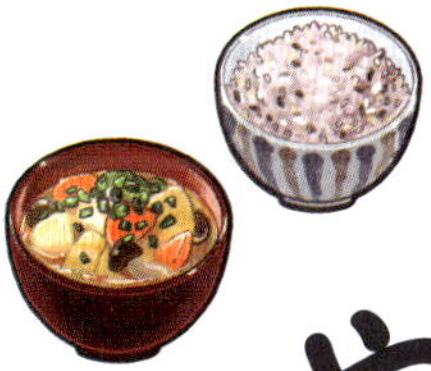

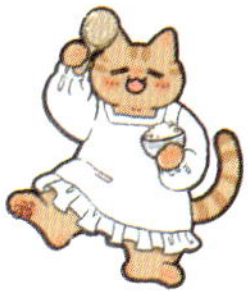

管理栄養士の 3食「米」でもやせるコツ

赤松るみ

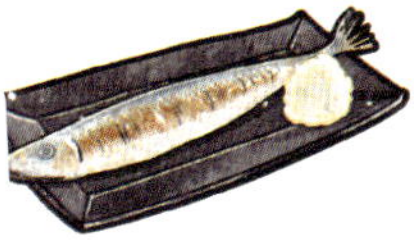

JN137128

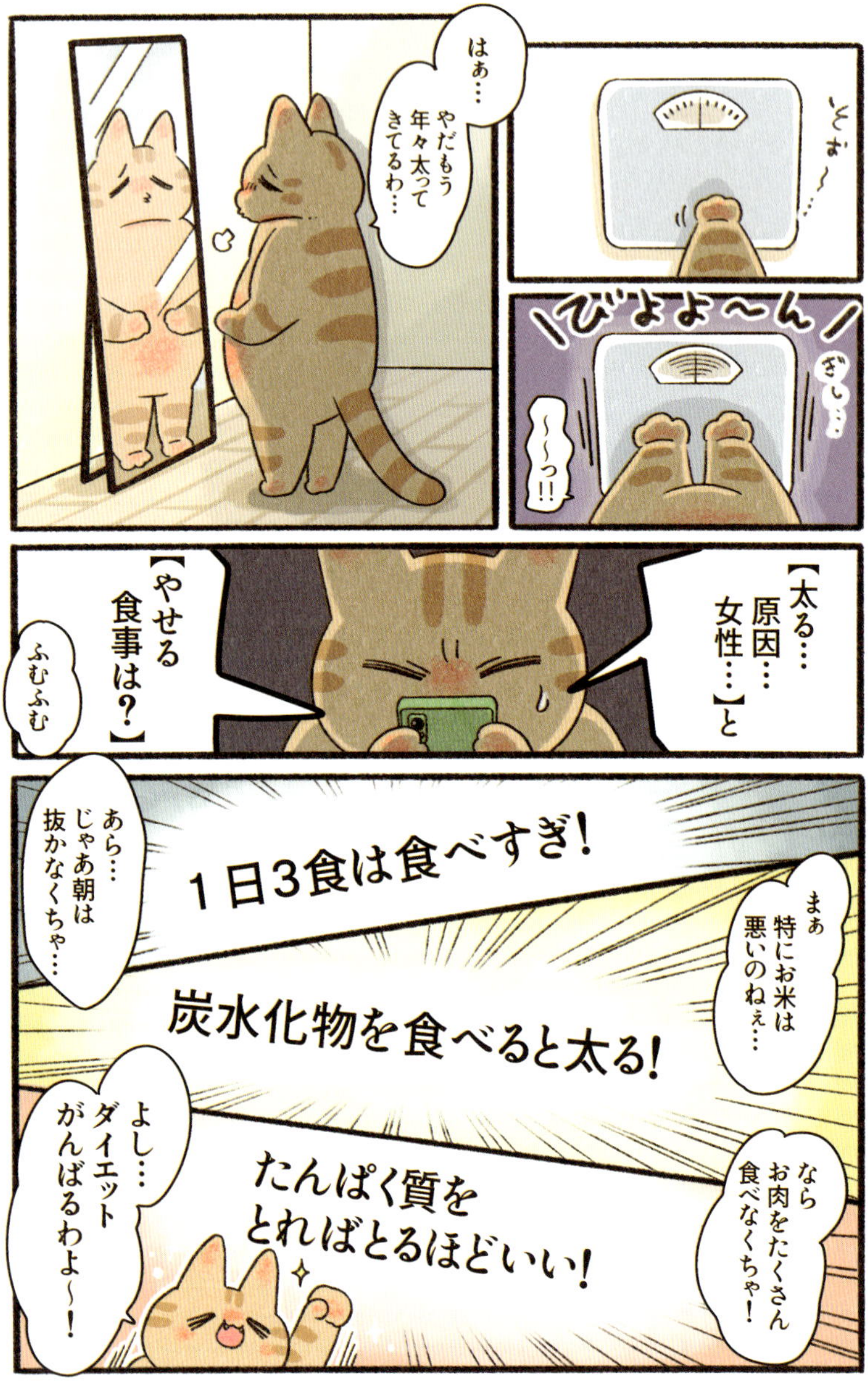
はぁ…
やだもう年々太ってきてるわ…
そぉ〜…
びよよ〜ん
ぎし…
〜〜っ!!
【太る… 原因… 女性…】と
【やせる食事は?】
ふむふむ
1日3食は食べすぎ!
あら…じゃあ朝は抜かなくちゃ…
炭水化物を食べると太る!
まぁ特にお米は悪いのねぇ…
たんぱく質をとればとるほどいい!
ならお肉をたくさん食べなくちゃ!
よし…ダイエットがんばるわよ〜!

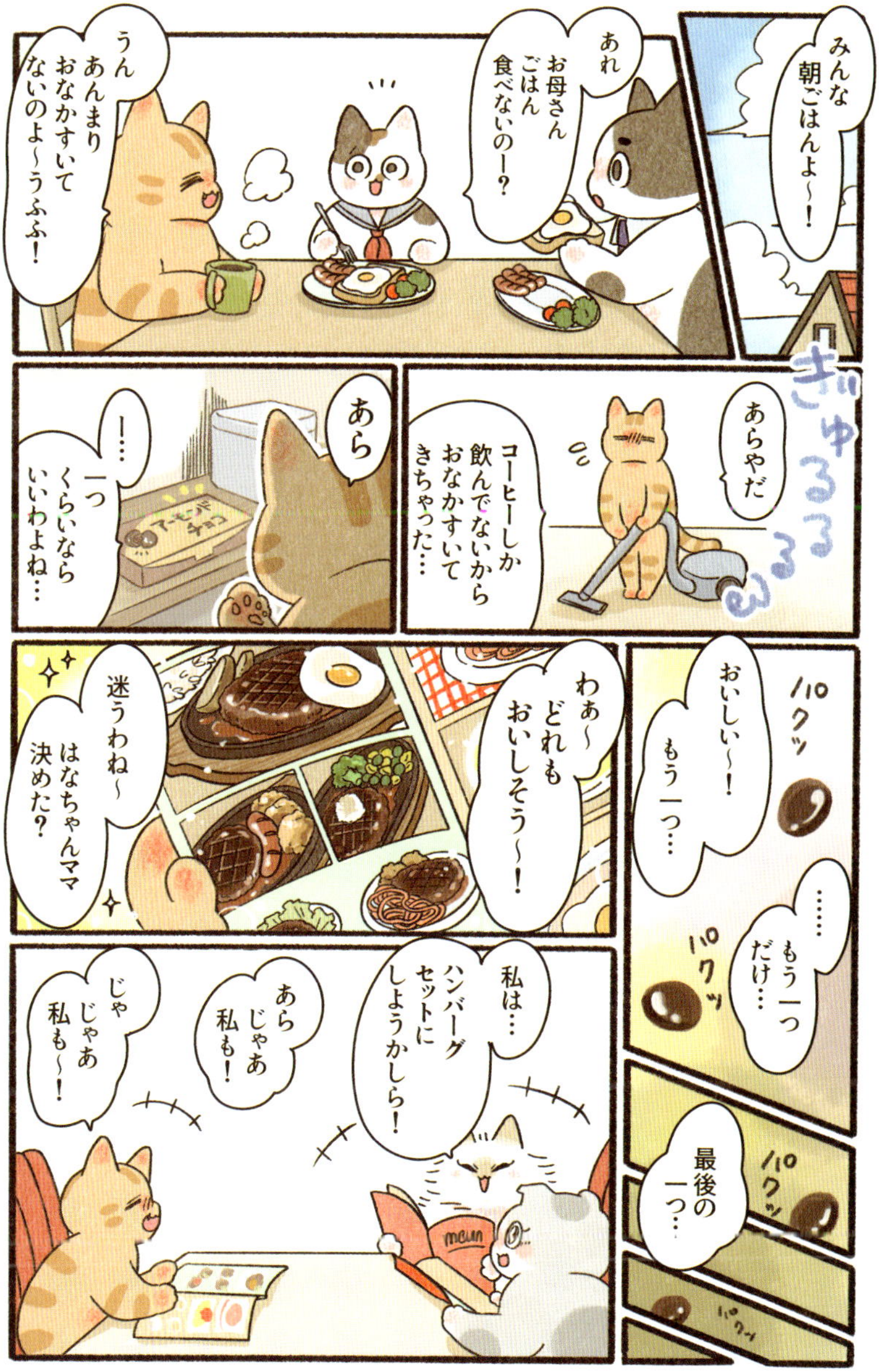
みんな朝ごはんよ〜！
あれ お母さん ごはん 食べないのー？
うん あんまり おなかすいて ないのよ〜うふふ！
ぎゅるるる
あらやだ
コーヒーしか飲んでないから おなかすいてきちゃった…
あら
!……
一つくらいなら いいわよね…
アーモンドチョコ
パクッ
おいしい〜！
もう一つ…
……
もう一つだけ…
パクッ
最後の一つ…
パクッ
パクッ
わぁ〜 どれも おいしそう〜！
迷うわね〜
はなちゃんママ 決めた？
私は… ハンバーグセットにしようかしら！
あら じゃあ 私も！
じゃ じゃあ 私も〜！
MENU

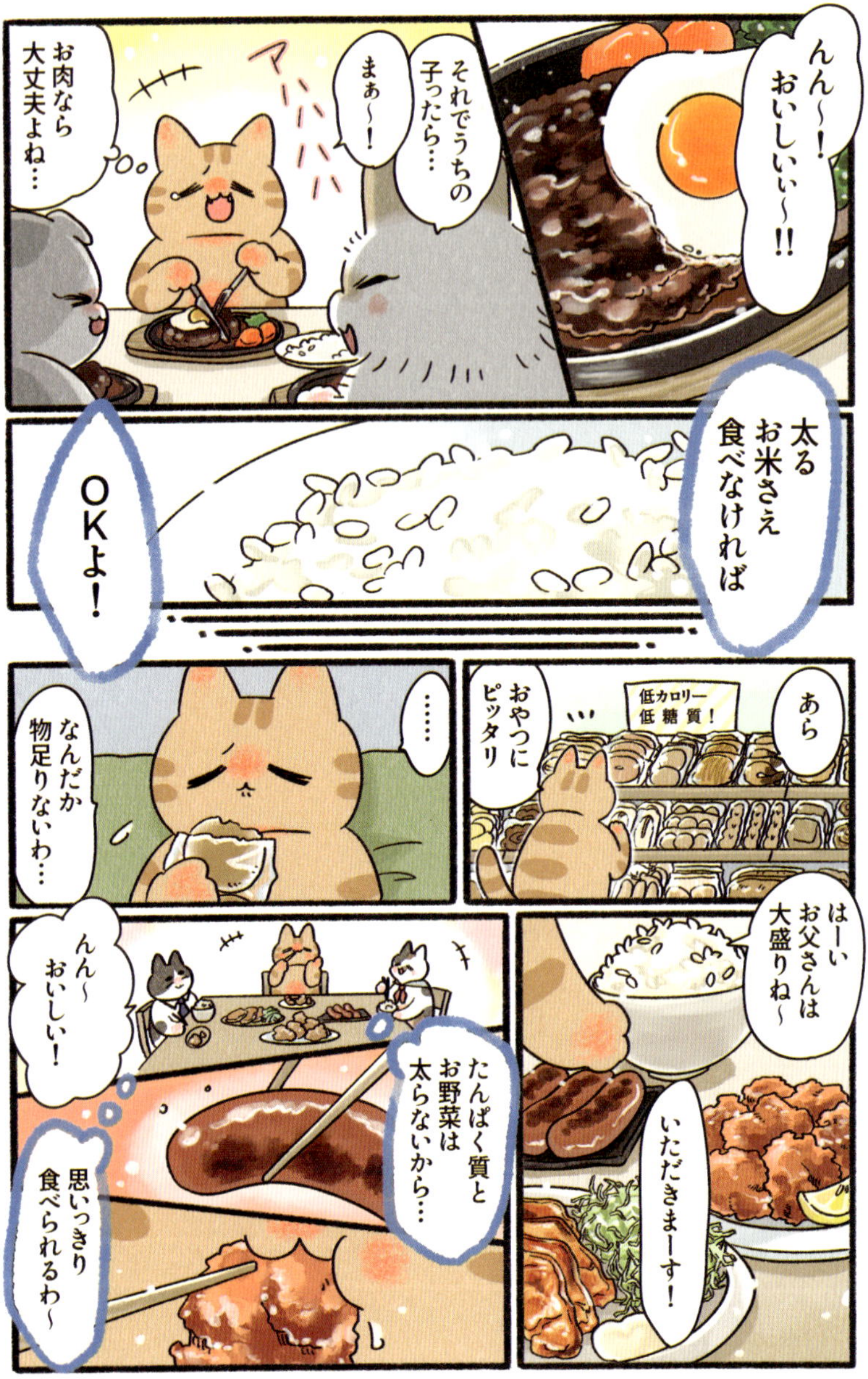
んん～！おいしいぃ～!!
それでうちの子ったら…
まぁ～！
アハハハ
お肉なら大丈夫よね…
太るお米さえ食べなければ
OKよ！
あら
低カロリー低糖質！
おやつにピッタリ
……
なんだか物足りないわ…
はーいお父さんは大盛りね～
いただきまーす！
んん～おいしい！
たんぱく質とお野菜は太らないから…
思いっきり食べられるわ～

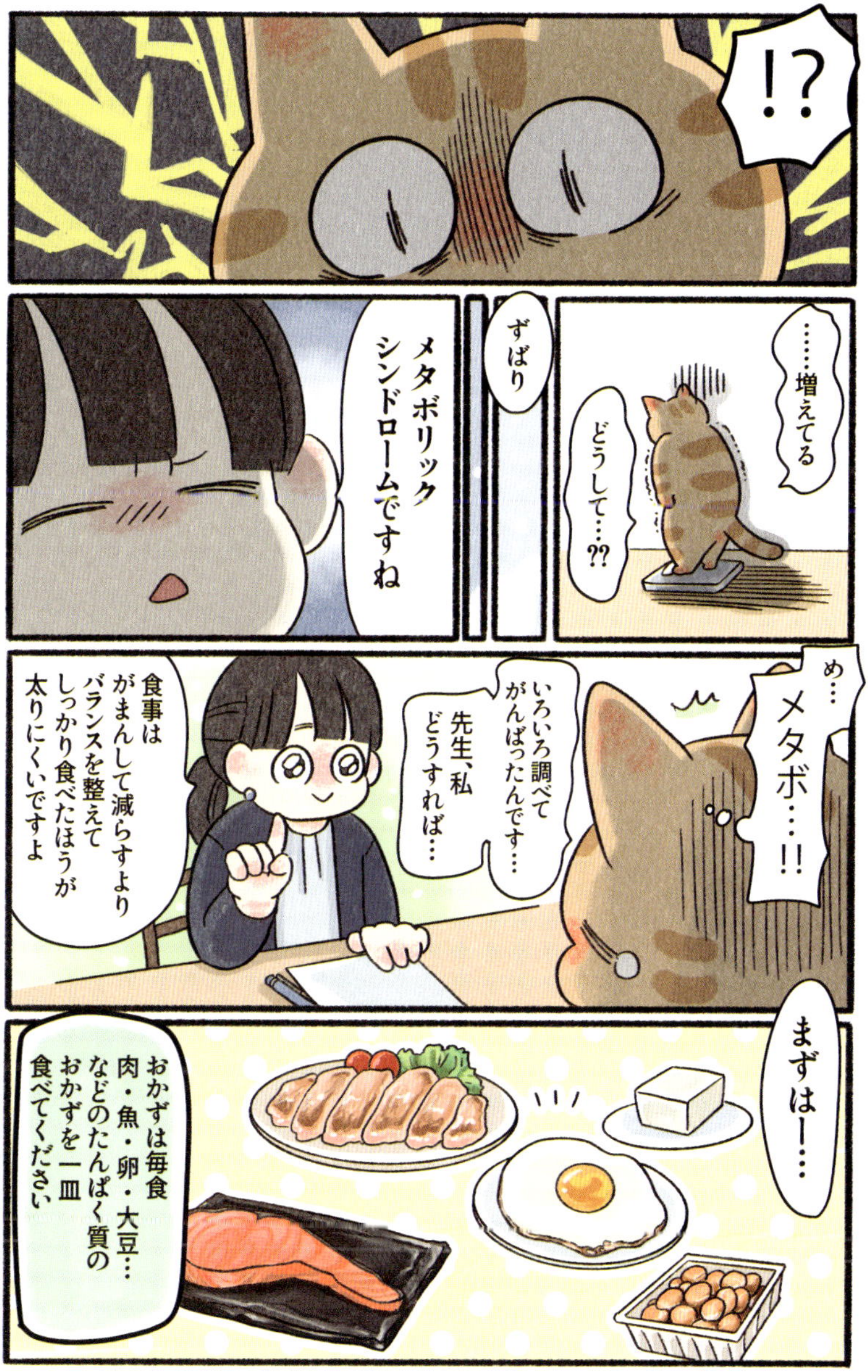
!?
……増えてる
どうして…⁇
ずばり
メタボリックシンドロームですね
め…メタボ…!!
いろいろ調べてがんばったんです…
先生、私どうすれば…
食事はがまんして減らすよりバランスを整えてしっかり食べたほうが太りにくいですよ
まずはー…
おかずは毎食肉・魚・卵・大豆…などのたんぱく質のおかずを一皿食べてください

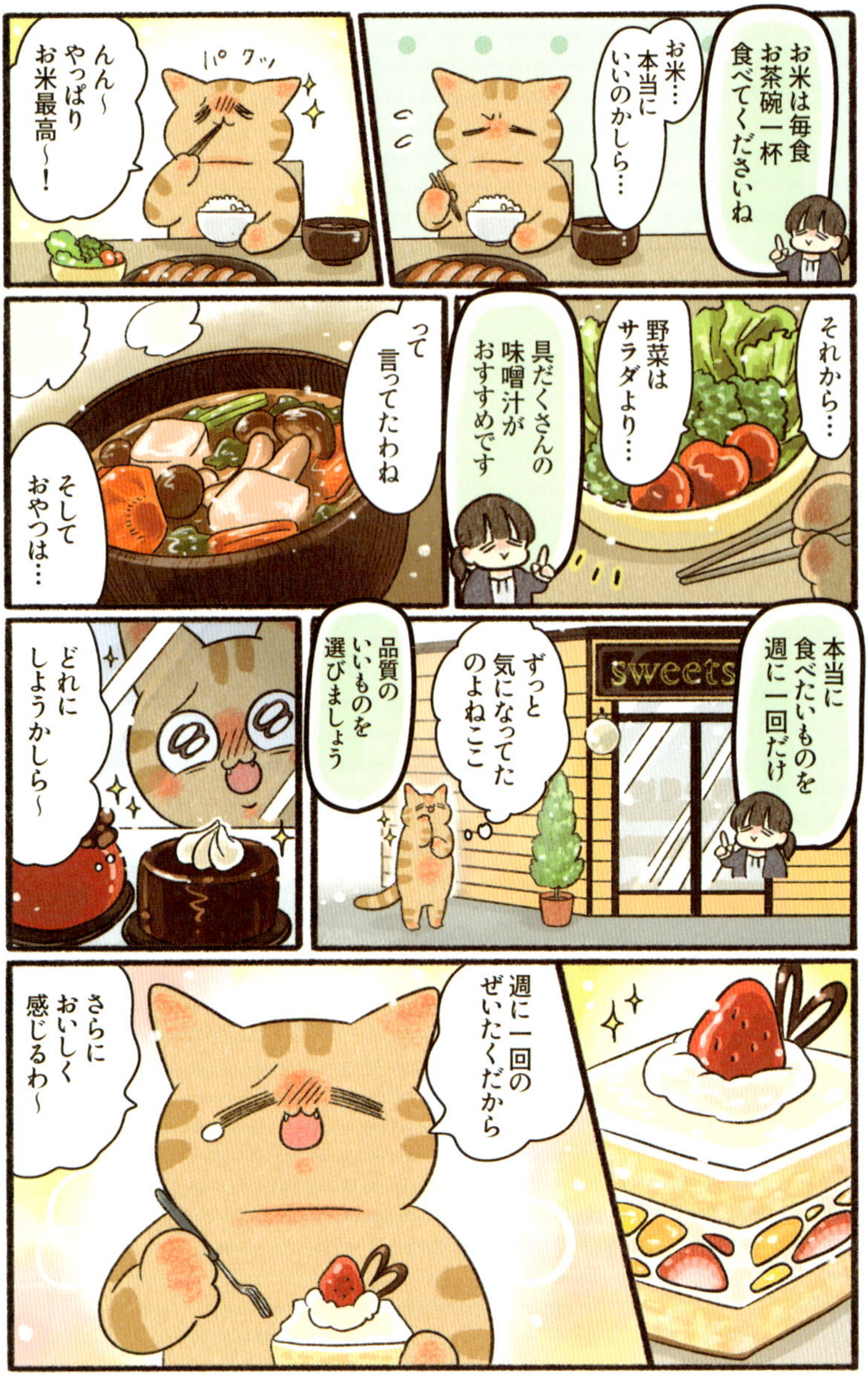
お米は毎食
お茶碗一杯
食べてくださいね
お米…
本当に
いいのかしら…
パクッ
んん〜
やっぱり
お米最高〜！
それから…
野菜は
サラダより…
具だくさんの
味噌汁が
おすすめです
って
言ってたわね
そして
おやつは…
本当に
食べたいものを
週に一回だけ
sweets
品質の
いいものを
選びましょう
ずっと
気になってた
のよねここ
どれに
しようかしら〜
週に一回の
ぜいたくだから
さらに
おいしく
感じるわ〜

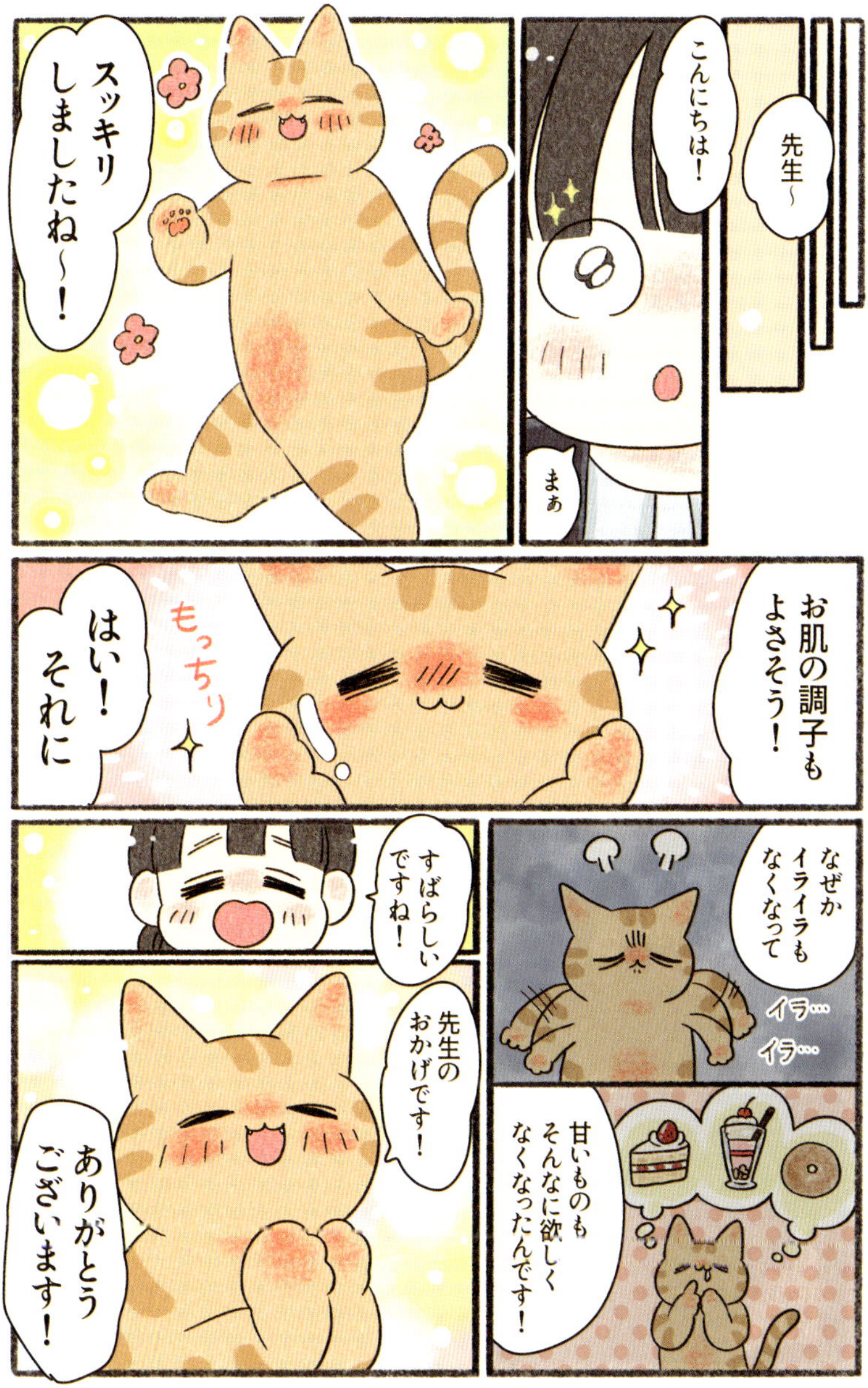

先生〜
こんにちは！
まぁ
スッキリしましたね〜〜！
お肌の調子もよさそう！
もっちり
はい！それに
なぜかイライラもなくなって
イラ…
イラ…
すばらしいですね！
甘いものもそんなに欲しくなくなったんです！
先生のおかげです！
ありがとうございます！

太る原因はお米を「食べていない」からだった

「お米は太る」そう思っていませんか? 糖質だから、カロリーが高いからと、お米をお茶碗にちょっとだけよそったり、夕食はお米を抜いておかずだけ食べている人をよく見かけます。そのような食べ方をすると、はじめのうちは体重が減ることもありますが、減り続けることはありません。むしろ外食で普通量のお米を食べると、ドンと体重が増えてしまいます。そして「やっぱりお米は太るんだ」とまた食べない食事に後戻りするのです。

私は管理栄養士として、これまで3000名以上のメタボリックシンドロームの方の食事内容を聞き取ってきましたが、お米を私より食べていないのに肥満で悩む人がたくさんいらっしゃいました。食べていないのに太る理由は、「食べるべきもの」を「食べていない」ため。食べるべきものとはズバリ「お米」です。やせたいと思うあまりお米を減らしすぎると、やせるために必要な栄養まで減ってしまいます。

お米に多く含まれる炭水化物は体のエネルギー源です。メンタルをコントロールする脳も、体を動かすときに使う筋肉も、心臓・肝臓・腎臓などの内臓も、すべて炭水化物をエネルギー源にして動いています。ということは、食べる量が足りないと、体の動きは鈍くなり、内臓の働きが悪くなって疲れやすくなり、基礎代謝が下がって太りやすくなり、メンタルは不安定になるのです。

一方、お米をしっかり食べると、体はもちろん心も必要な栄養で満たされます。すると、代謝が上がり、体温が上がり、食欲が抑えられ、太りにくく、やせやすくなって、メンタルが安定します。お米をしっかり食べてもいいなんて、これまでダイエットのためにつらい食事制限をしていた、お米を食べるのをがまんしていた、という人には夢のような食事法ではないでしょうか。

私がこれからお伝えする「3食『米』でもやせるコツ」はとてもシンプルな食事法です。実際、食事サポートをさせていただいたお客さまからは、「簡単なのでずっと続けられる」「食事の準備がラクになった」「食費が安くなった」という声をはじめ、「おなかがスッキリした」「食べても太りにくくなった」「間食が減った」「心が穏やかになった」などのうれしい報告もいただいています。

ざっくりとした内容は、「3食お米を中心に食べる」ことなので、実践するのは難しくありません。ただし、より変化を感じていただくためには、ちょっとしたコツやポイントを押さえる必要があります。単に「お米だけをたくさん食べればいい」だけではないからです。お米に限らず不足しているものは適度に増やし、逆に食べすぎているものは適量に控えることで、食事全体のバランスを整えていく必要があります。さらに大切なのは、お米を食べるほうがやせる理由をわかったうえで始めることです。どんなにいい食事法でも、腹落ちしないまま形だけ取り入れてもうまくいきません。同じものを食べても、どのような気持ちで食べるかが、結果を大きく左右するからです。

これまで「食べずにやせる」ダイエットをしてきた人は、「食べたほうがやせる」とマインドチェンジしてください。これからの食事は、禁止・制限・がまんをせず、おいしく、楽しく食べることに意識を向けていきましょう。食べ方を変えると、体の栄養状態が変わり、その結果、体つきだけではなく、心も変わっていきます。すると人生まで変わっていきますよ。

40代前半まで糖質制限をしていた私

私は今でこそ「お米を食べましょう」と、セミナーやユーチューブ、インスタグラムで情報発信をしていますが、実は40代前半まで糖質制限をしていました。というのも、36歳までは栄養士資格も食の知識もない一般企業の会社員だったからです。当時はストレス解消に甘いものを食べ、その帳尻合わせのためごはんを減らし、野菜不足はサプリで補うという食生活をしていました。

ところが30代になると、疲れやすく、太りやすくなり、忙しいとメンタルが不安定になることが増えていきました。ただ、それらの不調は年齢、体質のせいだと思い、食事が原因だとは考えてもいなかったのです。その後、人を健康にする仕事に就きたいと思い36歳で退職し、栄養専門学校に入学。栄養士になって病院勤務を経験したあと、41歳で管理栄養士の資格を取得し、42歳から栄養指導の仕事をスタートしました。

ただ、管理栄養士になったからといって、模範的な食事バランスで食べていたかというと、そんなことはありません。当時の私は教科書で学んだ知識はあるものの、食事サポートの経験はゼロ。30代から「お米は太る」と思って夕食でお米を抜いていましたが、40代ではさらに朝食の炭水化物まで抜くようになったのです。管理栄養士とは名ばかりで、自分の健康と食事さえ、満足に管理できていませんでした。

糖質制限をすると一時的に体重は落ちますが、便秘、疲れやすさ、肌トラブル、イライラや落ち込みやすさなどさまざまな不調が出やすくなります。そんな状態で栄養指導していたなんて、知識が浅かったとはいえお恥ずかしい限りです。ただ、栄養指導のマニュアルにも、栄養学の教科書にも、炭水化物を抜いたり、ごそっと減らすような糖質制限をすすめる情報は載っていないことから、さすがの私も「何かおかしい」と気づきました。

糖質制限についてもっと詳しく知りたいと思い、食事バランスや健康について書かれた書籍を読みあさったところ、**「お米はしっかり食べるほうがいい」**という情報に出合ったのです。そのときの正直な気持ちは「やっぱりそうなのか」が半分、「いや、そうはいってもお米を食べたら太るでしょ」が半分でした。それでも、糖質制限以降の体調不良に加え、ごはんをがまんすることに苦痛を感じていたので、恐る恐るですがお米を食べる量を徐々に増やしていったのです。

すると、これまでの不調がみるみる改善。まずは人生で最悪だったお通じの状態がよくなりました。疲れやすさ、不安が強くなるメンタル不調も軽減。肌の調子や顔の血色もよくなり、友人からは「健康的になったね」と言われることが増えました。さらに、糖質制限中は外食で普通にごはんを食べるとドンと体重が増えたのですが、そのようなことはなくなり、たとえ増えたとしても簡単に元の体重に戻りやすくなったのです。

また、糖質制限中はおかずを食べたいだけ食べていたのですが、お米を主食として食べることで、おかずはそれほど多くなくても満足できるようになりました。さらにお米をがまんしている間は常に甘いものが欲しくてたまらず、ときどきドカ食いしていたのですが、甘いものが欲しいという気持ちも驚くほど消えていきました。

私のようにお米を減らしている人や、お米に限らず食事量を減らしすぎている人は、食べないことで逆に太りやすくなっているかもしれません。

そこで本書では、PART1で「食べたほうがいい理由」をご紹介し、PART2以降で「お米を食べてもやせるコツ」についてお伝えしていきます。

PART.1

そろそろ卒業したい「食べない」という太り方

PART.2

3食「米」でもやせるコツ

＊「カロリー」とはエネルギーの単位のことですが、伝わりやすさを考慮して、本書内ではエネルギーのことをカロリーと言い換えて表記している箇所があります。

PART.1

そろそろ卒業したい「食べない」という太り方

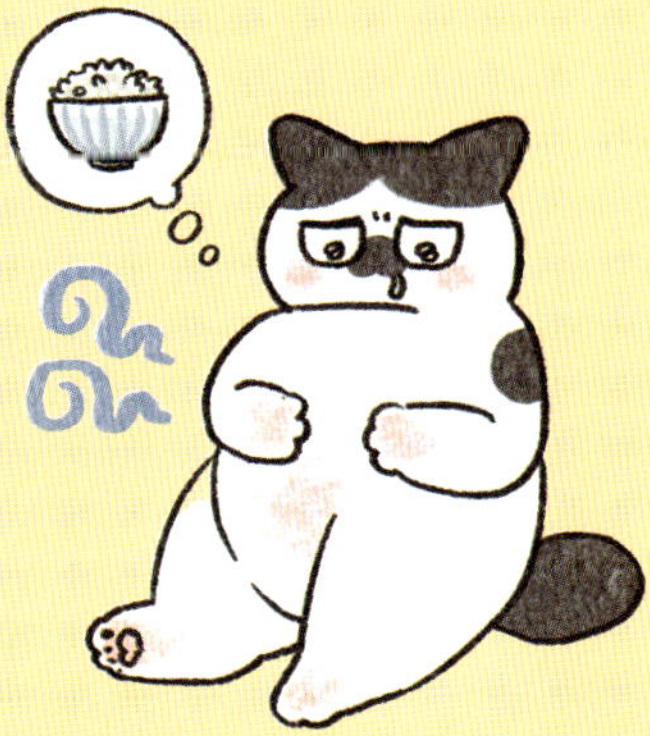

カロリーオーバーだけが太る原因ではない

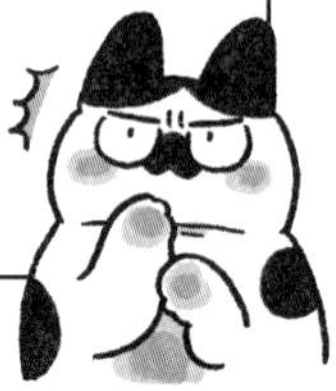

太る原因が食べすぎだけではないということをデータでもご説明します。厚生労働省が実施している「国民健康・栄養調査」によると、日本人が摂取しているカロリーは戦後以降、ほとんど増えていません。戦後すぐの食生活が今ほど豊かではなかった１９４６年の摂取カロリーは１日あたり１９０３キロカロリーでした。そこから高度経済成長期に向かって増え続け、ピーク時の１９７０年代には２２１０キロカロリーもとっていたのです。ところがその後は徐々に減っていき、２０１９年には戦後と同じ１９０３キロカロリーにまで下がっています。

戦後の食糧難だった時代と現代の摂取カロリー

日本人のカロリー摂取量の推移

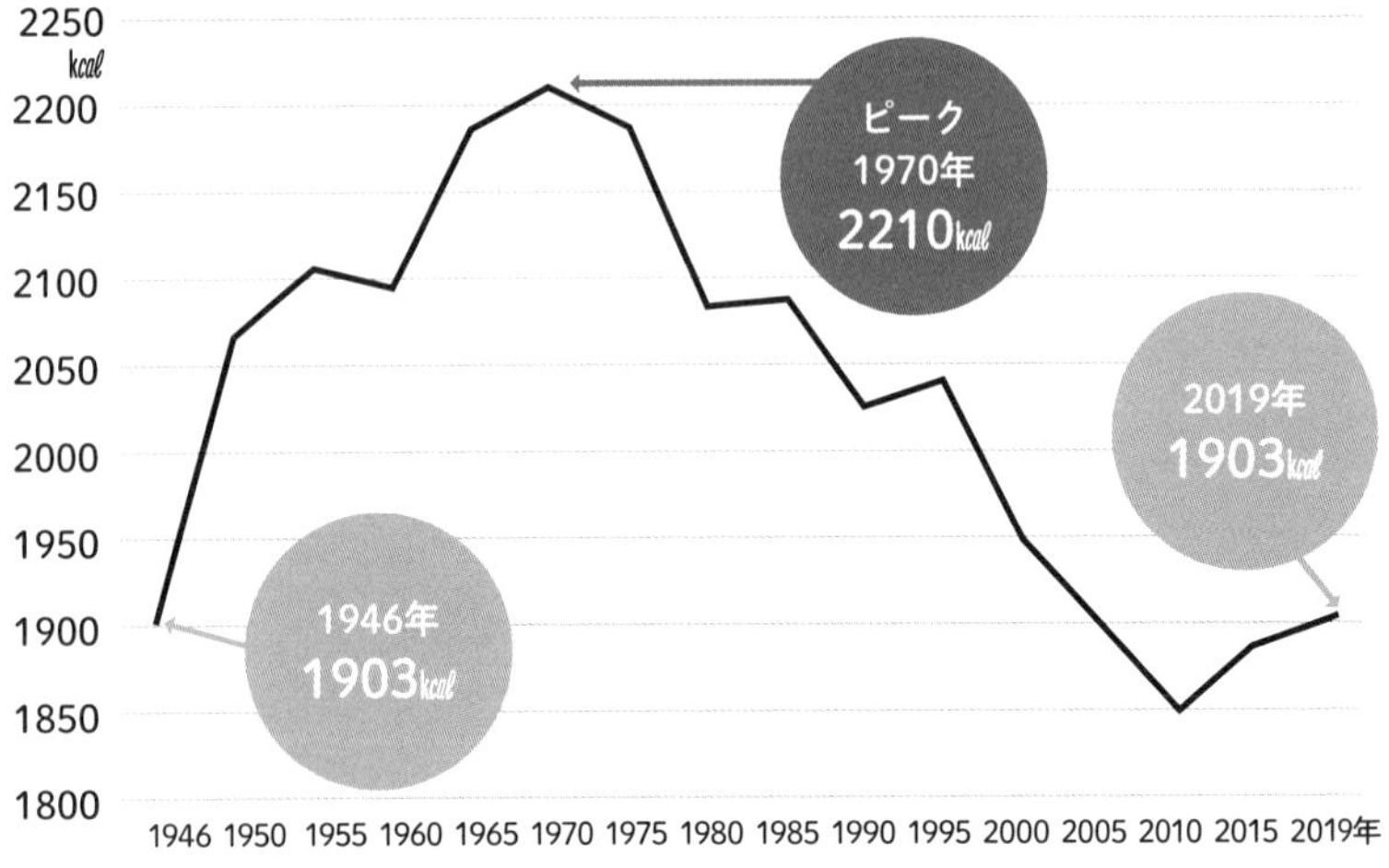

出典：厚生労働省「国民健康・栄養調査」をもとに作成

がほとんど変わらないなんて、意外だと思いませんか？　それなのに、肥満（ＢＭＩ[※1]が25以上）の人の割合は男性が約30％、女性が約20％もいて、男性に関しては年々その割合が上がっています。また糖尿病の患者数も戦後以降かなりの勢いで増えているのです。不思議ですよね。

　食生活が豊かな現代において、摂取カロリーが減っているのはなぜなのでしょうか。まず考えられるのは「欠食」です。厚生労働省の「国民健康・栄養調査」によると、朝食を食べていない人の割合は1975年に6・3％だったのですが、2019年には12・1％と約2倍に増えています。中でも20～40代の男性は約3人に1人、30代の女性は約5人に1人が朝食を食べていません[※2]。本来であれば、家庭や仕事で活動的に動くことが多い年代こそ、朝からしっかりカロリーを摂取すべきです。ところが、時間がない、食欲がないなどの理由で欠食していることが、摂取カロリーの減少につながっているのでしょう。朝食欠食が太る理由は後ほど詳しくご紹介します。

　次に考えられるのが「低カロリーはヘルシー」思考です。カロリーが低いほど健康的と考える人が多く、そのような人に向けた商品が数多く店頭に並んでいます。みなさんも積極的に「糖質オフ」や「カロリーオフ」の商品を選んでいませんか？　もともと食べすぎている場合は、そのような商品を利用する価値があるのですが、普段からそこまで食べていない人がむやみに摂取カロリーを減らすのはおすすめできません。というのも、**食事量が少なすぎると、栄養が不足して代謝が落ちるからです。**食事は、次の食事まで体が元気に動けるだけのエネルギーを与えてくれる量と内容のものを選ぶようにしましょう。具体的な食べ方のポイントはＰＡＲＴ２以降で詳しく説明していきます。

※1　BMIとは体重kg ÷（身長m）^{2}で算出される肥満度を表す体格指数。日本では25以上が肥満と判定されます。
※2　「国民健康・栄養調査」における欠食の基準は以下のいずれかの場合となります。（1）何も食べていない（2）錠剤などによる栄養素の補給や栄養ドリンクのみを摂取（3）菓子、果物、乳製品、嗜好飲料などの食品のみを摂取

「食べない」と「燃えない」体に

1日の消費カロリー内訳

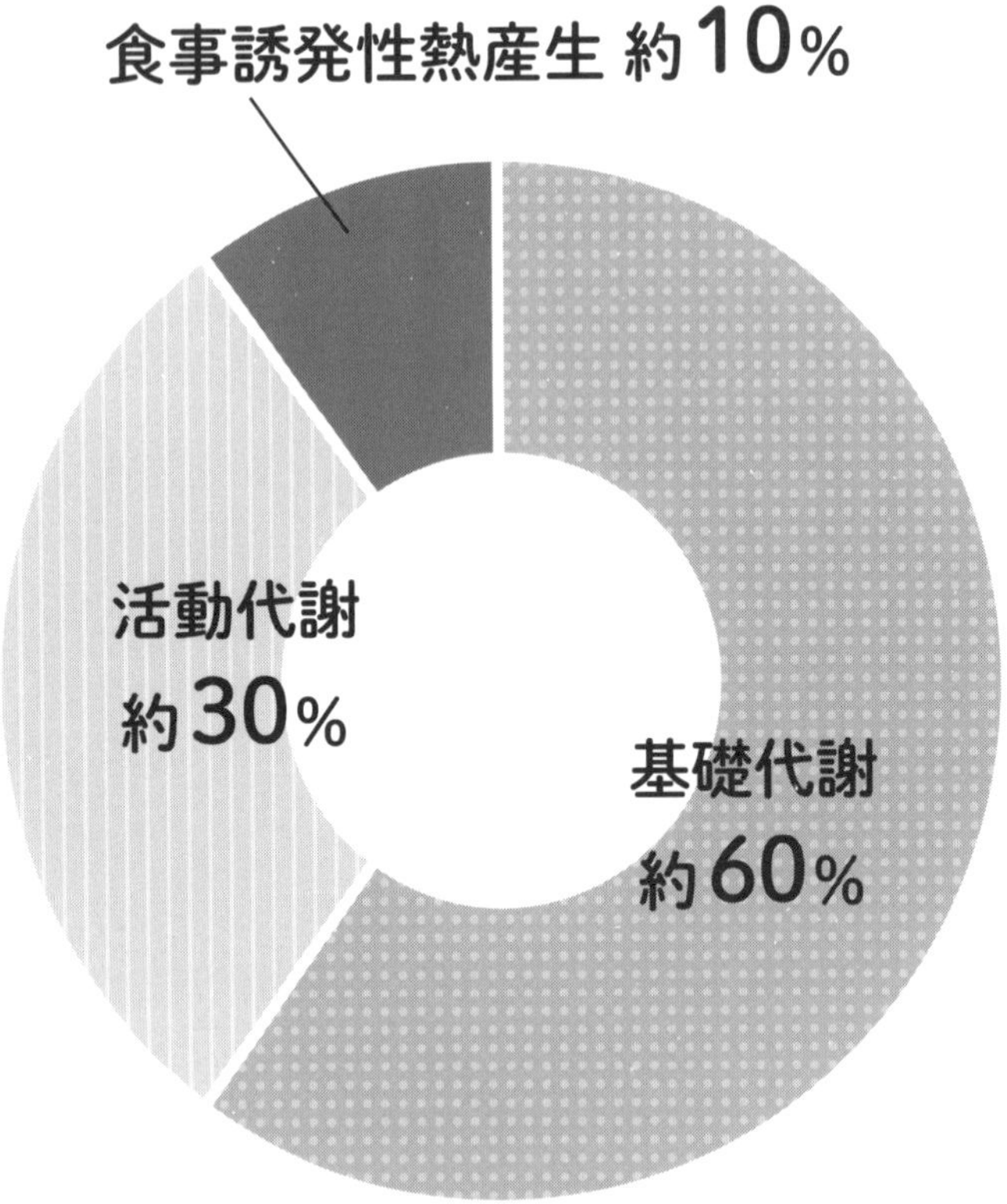

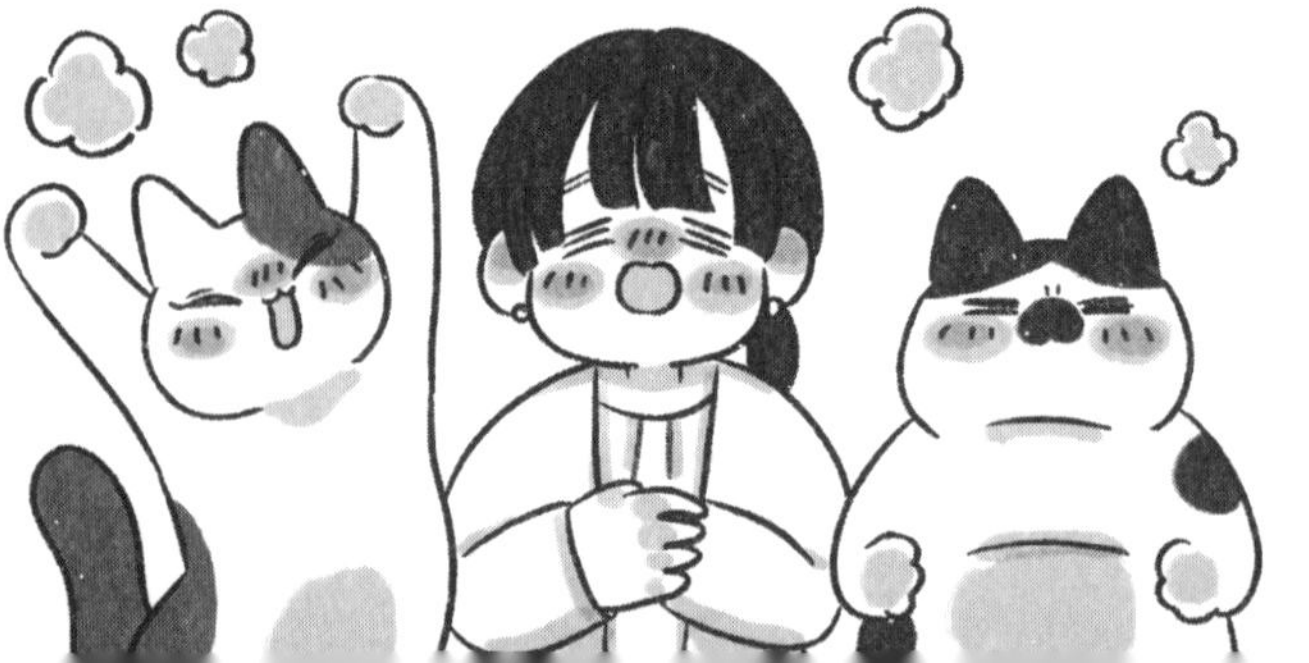

体重が気になると「どれくらいのカロリーをとるか」ばかりに意識を向けがちですが、**大切なのは「食べたカロリーをどう使うか」です。**皆さんは、食べものからとったカロリーが体でどのようなことに使われているか、考えたことがありますか？　右のグラフをご覧ください。私たちが1日に消費するカロリーの内訳を表しています。カロリー消費は基礎代謝が約60パーセント、活動代謝が約30パーセント、食事誘発性熱産生が約10パーセントの3つで構成されています。

もっとも大きな割合を占めるのが基礎代謝で、消費カロリー全体の約60パーセントもあります。基礎代謝とは、生きていくために使われるカロリー消費のこと。1日24時間、眠っている間も含めてずっと消費され続けているので、消費量が非常に多いのです。具体的にどのようなことに使われるかというと、体温の維持、呼吸、心臓の鼓動、脳機能、新陳代謝や臓器の活動などがあげられます。これらの特徴は、無意識に消費されているということ。みなさんはわざわざ「よし、心臓を動かそう」なんて思いませんよね。がんばらなくてもどんどんカロリーを消費してくれるので、**体型が気になる人ほど基礎代謝が減らないようにすることが大切です。**

では、どうすれば基礎代謝は増えるのでしょうか？　ポイントは食べる量です。食事からとるカロリーが増えると、体は自動的に基礎代謝で使うカロリーを増やします。自覚はないかもしれませんが、体温が上がり、脳が働きやすくなり、肝臓や腎臓などの臓器が元気に動くようになって、カロリーはどんどん使われていくのです。

一方、食事からとるカロリーが減ると、体は自動的に基礎代謝を下げて消費カロリーを抑えます。とてもよくできた仕組みですよね。摂取カロリーと消費カロリーの増減をわかりやすくお金に例えて説明します。もともとあなたの収入が月100

万円だったとします。ところが諸事情により収入が月15万円に減りました。そうなったら、生活費を切り詰めて使えるお金の範囲内でやりくりしようとしますよね。体も同じです。

カロリー摂取が多いときは、気前よくカロリーをどんどん燃やして消費してくれますが、カロリー摂取を減らすと「使いすぎたら足りなくなる」とケチケチ消費モードになってしまいます。ダイエットをするというと、がんばって食事量を減らす人が多いですが、何もしなくても消費される基礎代謝を減らしているなんて、もったいないと思いませんか？　**食事量を減らすダイエットは効率が悪い**ということを覚えておいてください。

次に多いのは活動代謝で、消費カロリー全体の約30%を占めています。活動代謝とは体を動かすことで消費されるカロリーのこと。運動だけではなく、家事、通勤、買い物といった生活活動で消費されるカロリーも含みます。ダイエットするときは「運動をがんばる！」という人からすれば、基礎代謝と比べてずいぶん少ないと感じるかもしれません。それもそのはず、活動代謝は体を動かしているときしか消費されません。基礎代謝は1日24時間、眠っている間も消費されますが、活動代謝は週1回ジムで体を動かしたとしても、1週間のうちのわずか数時間程度の消費量にしかならないのです。

活動代謝を増やすポイントは、とにかくまめに体を動かすこと。**まとまった運動をたまに行うより、日常生活でちょこちょこ動くほうがトータルで消費できるカロリーを増やしやすいです。**座っているよりも立っているほうがカロリー消費は大きいし、立ったり座ったりするだけでもカロリーを消費します。なお、２０１２年にオーストラリアで発表された研究によると、1日11時間以上座る人の総死亡リスクは4時間未満の人と比べて

40%ほど高くなるそうです。[※1] 座り続ける時間をなるべく減らし、こまめに立ち上がって活動代謝を増やして、死亡リスクを下げていきましょう。

3つ目のカロリー消費は食事誘発性熱産生（Diet Induced Thermogenesis：以下DIT）で約10%を占めています。耳慣れない言葉ですが、食事を消化・吸収する過程で消費されるカロリーのこと。食事をとるといえば、「カロリー摂取」のイメージが強いと思いますが、実は食べながら「カロリー消費」も同時にしているのです。食べていると体がポカポカしませんか？ それこそが、食事誘発性熱産生でカロリーが燃えている証拠。**食事は体にとって運動と同じ効果を持つエクササイズなのです。**

DITを増やすポイントは、食事の内容、食べるタイミング、食事回数と食事にかける時間などがあります。DITは栄養素によって消費量が異なり、もっとも多いのはたんぱく質、次いで炭水化物。脂質のDITはたんぱく質の約5分の1しかないため、熱を産み出しにくく、高カロリーでもあるため太りやすいのです。食べるタイミングによってもDITは変わります。もっとも消費しやすいのは朝、次が昼、最後が夜です。朝食を抜く食生活は消費量も減らすことがわかりますね。そして当然、食べる回数が少なかったり、早食いすると消費時間が減るので、DITは減ってしまうのです。

なお、**活動代謝もDITも基礎代謝が低いと消費量は減ります。**先ほど示したグラフの円が小さくなるのをイメージしてください。**食事量が減ると基礎代謝が減り、活動代謝もDITも減って消費カロリーが減るのです。**食べていないのに太るという人は、そもそも食べるべき量を減らしすぎているということが原因だとおわかりいただけたでしょうか。

*1 van der Ploeg HP, Chey T, Korda RJ, Banks E,Bauman A. Sitting time and all-cause mortality riskin 222 497 Australian adults. Arch Intern Med. 2012Mar 26;172(6):494-500.

「年をとったら減らすべき」に要注意

「もう年だから」と食事量を減らす人がいます。「昔のようには食べられません」「若いときより代謝が落ちているので食事量は減らしています」という言葉を、なんと30代や40代前半の人から聞くことも少なくありません。たしかに年をとると基礎代謝は減りますが、どれくらい減るのかご存じでしょうか？

基礎代謝量は個人差があり、正確な数字を測るには専門的な機器が必要ですが、簡単な計算によって推定することができます。「日本人の食事摂取基準（2020年版）」で示されている「基礎代謝基準値」は体重1kgあたりの必要なエネルギー量です。この値に体重をかけると、1日の基礎代謝量が計算できます。

この計算式にあてはめると、男性70kg、女性50kgで計算した場合、50代では20代に比べ男性で約8%、女性で6%の基礎代謝が低下しています。「やはりあまり食べないほうがいいのね」と思った方、ちょっと待ってください。1日あたり減っている基礎代謝量は男性で133キロカロリー、女性で70キロカロリー程度です。ごはん量で換算すると、男性なら男性用お茶碗の4割程度、女性

基礎代謝基準値（kcal／kg／日）

年齢	男性	女性
1～2歳	61.0	59.7
3～5歳	54.8	52.2
6～7歳	44.3	41.9
8～9歳	40.8	38.3
10～11歳	37.4	34.8
12～14歳	31.0	29.6
15～17歳	27.0	25.3
18～29歳	23.7	22.1
30～49歳	22.5	21.9
50～64歳	21.8	20.7
65～74歳	21.6	20.7
75歳以上	21.5	20.7

出典：厚生労働省「日本人の食事摂取基準」（2020年版）

基礎代謝量の計算式

1日の基礎代謝量（kcal）＝
基礎代謝基準値×体重（kg）

なら女性用お茶碗の3割程度に相当し、1食あたりに換算すると、男性なら一口半、女性なら一口にもなりません。ごはんを半分以下にしたり、まるまる抜いたりするのは減らしすぎです。前述のとおり、食事量を減らしすぎると基礎代謝が落ちます。それだけではなく、病気や寝たきりのリスクまで上げてしまうので注意が必要です。

「フレイル」という言葉をご存じでしょうか。フレイルとは虚弱を表す言葉で、「加齢により心や体が衰えた状態」のことを指しています。疲れやすくなる、活動量が少なくなる、筋力が落ちる、動作や歩く速度が遅くなる、体重が減るという5つのうち、3つ以上に該当するとフレイル、1〜2つに該当するとフレイルの前段階であるプレフレイルです。フレイルの状態を放置すると、感染症にかかりやすくなったり、骨粗しょう症が進行したり、薬の副作用がきつくなったり、うつ状態になるなどして、将来的に介護が必要になるリスクが高まります。

「フレイルなんてもっと先の話でしょ」と思うかもしれませんが、そうでもありません。実は40〜50代にもプレフレイルが増えているからです。筋肉量は男女ともに40歳頃から減り始め、55歳以降はより大きく減少しますが、少食になれば減少スピードがさらに加速します。食事量が減ると、栄養不足により筋肉が減りやすいためです。特に、糖質制限をすると体の衰えに加え、脳がダメージを受けやすいため認知機能の低下も気になります。**仕事、家事、育児などで活動量が多いうちからむやみに食事量を減らすのはおすすめできません。**

「太らないように食事に気をつける」ことは大切ですが、**体や脳の機能まで下がらないように食事からしっかり栄養をとってくださいね。**食べることで体は筋力を維持して、体も心も元気にしてくれますよ。

更年期太りの原因は「食べすぎ」より「代謝や筋力の低下」

女性は50歳前後になると、急に太りやすくなる人が多いです。その理由は更年期太り。更年期とは、閉経の前後5年の時期のことを指します。日本人の閉経の平均年齢は50歳頃なので、45〜55歳頃に更年期を迎える人が多いということになります。更年期になると太りやすくなる理由は大きくふたつあり、ひとつ目は女性ホルモンの減少などによって体の調整機能が下がるため、もうひとつは筋肉量の減少です。

女性ホルモンのエストロゲンは女性の体を肥満やさまざまな病気から守ってくれています。ところが更年期になると分泌量がゆらぎながら減っていき、閉経後は急激に減少して最終的にほぼゼロになるのです。エストロゲンはおなか周りにつく内臓脂肪を蓄えにくくする働きがあるので、**閉経後はウエストのくびれが減り、おなかがポッコリしやすくなります。**内臓脂肪が増えると、血糖値、中性脂肪値、血圧が上がりやすくなり、メタボリックシンドロームを発症するリスクが高まります。

また、エストロゲンは善玉コレステロールと呼ばれるＨＤＬコレステロールを増やし、悪玉コレステロールと呼ばれるＬＤＬコレステロールを減らしてくれるので、閉経後はＬＤＬコレステロール値が上昇しやすくなります。これまでずっと健康診断の結果はオールＡだったのに、更年期になって急にコレステロール値の異常を指摘されて驚く女性は少なくありません。コレステロール値の異常をはじめとした脂質異常症は、動脈硬化を進行させ、脳梗塞や心筋梗塞など大きな病気の原因になるので、更年期太りしてきたと感じたら、早めに対処することが大切です。

さらにエストロゲンには筋肉量の減少を防ぎ、筋力を維持する働きもあります。そのため、**閉経後は筋肉量が大きく低下するのです。**筋肉量が減ると、基礎代謝が減るので、食事量は同じでも太りやすくなっていきます。なにもしないと筋肉はどんどん減少するので、更年期になったら筋トレや運動を取り入れて、筋力の低下を防ぐことをおすすめします。

逆におすすめできないのが、「食事量をむやみに減らすこと」。**更年期太りの原因は「食べすぎ」ではなく、脂質を代謝する機能の低下や筋肉量の減少です。**食べすぎて太っているわけではないのに、食事量を減らすと代謝力は下がり、筋肉も減ってしまいます。更年期太りの対策は、摂取量を減らすことばかりに目を向けるのではなく、代謝を上げること、筋肉を増やすことを意識していきましょう。

代謝力アップには食事のバランスを整えることが大切です。食事は、バランスによってカロリーの燃焼効率が変わります。カロリーが燃えやすい食べ方に整えていくことで、食事量を減らさなくても、太りやすさを抑えることが可能です。

また、筋力アップにも食事が大切です。どんなにがんばって筋トレや運動をしても、筋肉の材料となるたんぱく質が不足していたり、エネルギー源の炭水化物や、代謝を助けるビタミン・ミネラル類が十分ではないと筋肉は増えにくいからです。

代謝を上げやすい食べ方や、筋肉を減らさない食べ方のポイントはＰＡＲＴ２で具体的に紹介しますので、「更年期太り」が気になる人はぜひご覧くださいね。

「夜はお米を食べない」はダイエットに逆効果

ダイエットや健康のために夕食でお米を抜いたことはありますか？「夕食後は寝るだけでカロリーを消費しない」「お米を食べるとカロリーのとりすぎになる」といった理由から、お米を食べない人が多いようです。実際、栄養指導でメタボリックシンドロームの人に食事内容を聞くと、多くの人が夕食時にお米を抜いています。他人事のように書いていますが、私こそ40歳頃から糖質制限に目覚め、お米を抜いていた張本人です。この食べ方、ダイエットに効果的どころか、かえって逆効果です。

まず「夜はカロリーを消費しない」という点ですが、決してそんなことはありません。前述のとおり、私たちは眠っている間もずっと代謝を行っているからです。40代で体重が50kgの女性が7時間眠った場合、基礎代謝分だけでも約320キロカロリー消費します。これは約50分のジョギングに相当する消費カロリーです。けっこう多いと思いませんか？代謝に使われるエネルギー源は炭水化物なので、**夜にお米を抜くとエネルギー不足になり、眠っている間の代謝が十分に行われなくなってしまいます。**

さらに、**血糖値が不安定になるというリスクもあります。**血糖値は上がりすぎても、下がりすぎてもよくありません。そのため、体には血糖値を一定の状態に保つための仕組みが備わっています。夜にお米を抜くと、睡眠中に血糖値が下がりすぎるので、体は血糖値を上げようとさまざまなホルモンを出すのです。血糖値を上げるホルモンは体を興奮させるものが多く、眠っている間に分泌されると眠りの質が下がります。眠りが浅くなって夜中に目が覚める、やたら寝汗をかく、朝に疲れがとれていない……など、夜にお米を抜くようになってから感じる不調はありませんか？　その場合は夜間低血糖になっている可能性があります。

夜間低血糖は体に必要なエネルギー源である糖が十分にない状態、つまり生命の危機を感じる緊急事態です。ホルモンの働きで血糖値が回復すればいいのですが、それでも血糖値が十分に上がらない場合、体は糖ではないものを燃やしてエネルギーにしようとします。糖ではないものというのは、筋肉や脂肪です。脂肪が減るなんてうれしい！　と思うかもしれませんが、脂肪以上に筋肉が分解されやすいので注意が必要です。

そのうえ、血糖値を上げるホルモンが出続けた結果、目覚めたときの血糖値が高くなることがあります。朝はどんな人でも目覚めをスムーズにするために血糖値を上げるホルモンが分泌されるのですが、夜間低血糖に対処していた体は必要以上に血糖値を上げるホルモンを分泌してしまうからです。夜にお米を抜いているにもかかわらず、健康診断で「空腹時血糖値」が高い人は、夕食の食べ方を見直したほうがいいかもしれません。

もっとよくないことに、**夕食時にお米を抜くと、朝食で太りやすくなります。**血糖値を上げるホルモンが出た状態で朝食をとると、血糖値は勢いよく上がります。すると血糖値を下げるインスリンがドバっと大量に分泌されて血糖値は下がるのですが、インスリンには血糖値を下げるという働き以外にも、脂肪の合成を促すという働きがあるのです。大量に分泌されると太りやすくなるので、別名「肥満ホルモン」とも呼ばれています。インスリンをドバっと分泌させないためにも、夜はお米を食べましょう。

「朝食は抜いたほうがやせる」という危険な勘違い

朝食を食べていますか？「太ってきたので朝食は抜いています」という人がいますが、**朝食を食べないことはダイエットにとってデメリットでしかありません。**その理由をふたつご紹介します。

ひとつ目の理由は、代謝が下がるからです。私たちの体には「体内時計」という生活のリズムを整える機能が備わっていて、エネルギー代謝、ホルモン分泌、睡眠、目覚め、体温などをコントロールしています。ただし体内時計の周期は24時間より少し長いため、毎日リセットしないと、少しずつずれてしまうのです。しかも体内時計は体にひとつではなく、脳にメインの時計、心臓、胃腸、筋肉など全身にサブの時計があり、メイン時計とサブ時計ではリセット方法が異なっています。

メイン時計は朝の太陽光で、サブ時計は食事をとることでリセットされます。朝食をとると、消化酵素やホルモンが分泌されたり、胃腸が活動を始めるので体内時計をリセットするきっかけになるのです。ところが朝食を抜くと、メイン時計はリセットされたのに、サブ時計はずれたままになってしまいます。体の中で時差ぼけが起きているような状態です。すると脳と臓器の連係プレーがうまくいかなかったり、臓器の動きが悪くなったりして代謝が下がってしまうのです。

体内時計のリズムを整えるためには、以下が大切です。①同じ時間に起きる。②起きたら太陽光を浴びる。③起床後1～2時間以内に朝食を食べる。リセット効果が高い食べものは、お米やパンなどの炭水化物と、魚、肉、卵、大豆製品などのたんぱく質です。卵かけごはん、納豆ごはんなどは忙しい朝におすすめですよ。

ふたつ目の理由は、昼食時に太りやすくなるからです。朝食を食べないと前夜から昼食まで絶食することになります。栄養が入ってこないと血糖値が下がるので、低血糖を防ぐために血糖値を上げるホルモンが分泌されます。その状態で昼食を食べると、血糖値がグイっと上がって食後高血糖になってしまうのです。血糖値は急上昇したり急降下すると、血糖値を下げるホルモンであるインスリンの働きで太りやすくなると前項でお伝えしましたね。太りにくい食事の基本は、血糖値を安定させる食べ方をすることです。

なお、血糖値の急上昇後、急降下することを通称「血糖値スパイク」といいますが、血糖値スパイクが起きると、昼食や夕食をきちんと食べても血糖値が不安定な状態が続きます。下のグラフは私が朝食を抜いた日と食べた日の血糖値の変動を比較したものです。朝食を抜いたほうが昼食後の血糖値が高くなっています。高く上がると反動で低く下がるので、血糖値の高低差が大きくなるのです。この差が激しいと、太りやすくなるだけではなく、血管が傷ついて動脈硬化が進行し、老化が進みやすくなり、糖尿病、心筋梗塞、脳梗塞などのリスクが上がります。さらに血糖値が急降下するときは空腹感が強くなるので、間食や夕食のドカ食いにもつながりかねないのです。

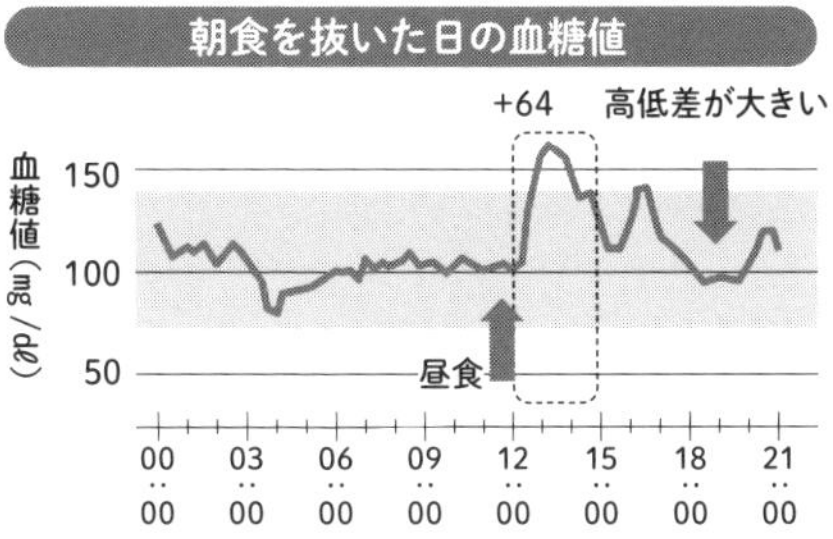

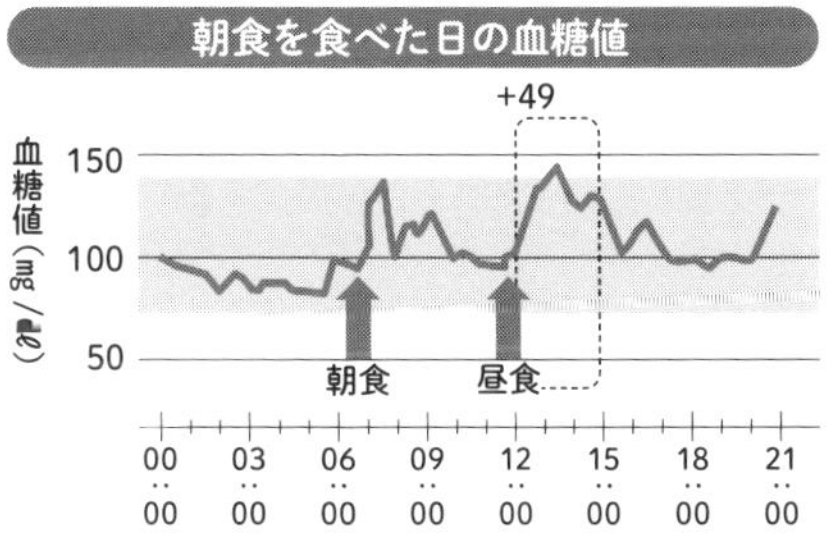

メタボさんに多い「お昼少なすぎ」問題

メタボリックシンドロームの人は高カロリーな食事ばかりしている、そんなイメージを持っていませんか？ もちろんそういう人もいますが、実際はそうでもない人が多いです。私はこれまで3000名以上のメタボリックシンドロームの方の食事内容を聞き取ってきましたが、多くの方が昼食を食べなさすぎだと感じています。

みなさんは昼食をしっかり食べていますか？ しっかりの目安は、1日3食のうち、昼食の配分が3分の1以上になっている状態。仕事中は忙しいから、家族が不在でひとり分しか必要ないから、という理由で昼食を軽めにしてササっと済ませてはいないでしょうか？ 昼食から夕食の間隔は、朝食から昼食までの間隔より長めになる人が多いので、**昼食量が足りないとおなかがすいて間食に手が伸びたり、夕食のドカ食いにもつながりかねません。**「まさにそうなっている」という人は、昼食内容を振り返ってみてください。

軽めの昼食で多いのが麺類の単品食べです。パスタだけ、ラーメンだけ、うどんやそばだけ。次に多いのが、おにぎりだけ、サンドイッチだけという食べ方。これらに共通しているのは、炭水化物が中心ということと、早食いになりやすいということです。炭水化物は大切な栄養素ですが、それだけだと消化にあまり時間がかからないので、夕食までおなかが持ちません。夕方頃にエネルギー切れを起こして基礎代謝に使うカロリーが抑えられ、代謝が下がります。基礎代謝の消費量は1日の中で夕方から夜にかけてが最も多いので、この時間の代謝が下がるのはもったいないですね。

また、炭水化物を早食いすると血糖値が急上昇しやすくなります。血糖値は急上昇すると、その後に急降下して空腹感が強くなるのでしたよね。そのうえ、咀嚼が不十分だと唾液の分泌量が減ってしまいます。唾液には炭水化物を分解する消化酵素が含まれているので、分泌量が少ないと消化に影響して、せっかくの栄養を十分に吸収できなくなる可能性もあります。昼食は10分以内に食べ終わっているという人は、食事の時間を最低でも15分、できれば20分以上はとるようにしてみましょう。

そうはいっても、昼食にそこまで手間や時間をかけられない、という人が多いのではないでしょうか。その場合はできることから少しずつ意識してみてください。ポイントは、炭水化物の単品食べに、たんぱく質のおかずを加えること。肉・魚・卵・大豆製品などのたんぱく質は、炭水化物より消化に時間がかかるので、夕食までの腹持ちをよくしてくれます。また、油が入っているおかずならさらにゆっくりと消化されるので、夕方の空腹感を軽くしてくれます。

パスタならツナ缶、さば缶を追加、ラーメン、うどんやそばには卵や肉をトッピング、コンビニのおにぎりやサンドイッチにはゆで卵、切れているだし巻き卵や茶わん蒸し、サラダチキンなどを追加するだけで、昼食の質はぐっとよくなります。

炭水化物＋たんぱく質がとれているなら、副菜（野菜、海藻、きのこ類）を加えればばっちりです。野菜たっぷりのメニューを選んだり、具だくさんの味噌汁や小鉢などを追加できるといいですね。ごはん、メイン、副菜の定食スタイルで食べられると理想的ですが、難しい人は一皿になってもいいので、炭水化物＋たんぱく質＋副菜の要素をなるべくそろえるようにしてみてください。

具体的な食べ方は、ＰＡＲＴ２以降で詳しく紹介します。

1日3食は食べすぎではない

「1日3食は食べすぎだ」という情報はたくさんあります。朝は排泄の時間だから、日本人はもともと1日2食だったから、カロリーのとりすぎになるからなど、いろいろな考え方がありますが、私は1日3食をおすすめしています。その理由は、**1日に必要とされるカロリーをとるには、1回や2回では少なすぎる**からです。そもそも私たちは、1日にどれぐらいのカロリーを摂取すればいいのでしょうか？　厚生労働省が策定している「日本人の食事摂取基準」で確認してみましょう。

　下の表は、年齢、性別、身体活動レベル別に、平均的な体格の人が1日に何キロカロリー必要かをまとめたものです。例えば、50歳の女性が、在宅ワークで1日座って過ごし、運動の習慣がない場合には、身体活動レベルがⅠなので、1650

（男性）	身体活動レベル（女性）		
Ⅲ	Ⅰ	Ⅱ	Ⅲ
—	—	900	—
—	—	1,250	—
1,750	1,250	1,450	1,650
2,100	1,500	1,700	1,900
2,500	1,850	2,100	2,350
2,900	2,150	2,400	2,700
3,150	2,050	2,300	2,550
3,050	1,700	2,000	2,300
3,050	1,750	2,050	2,350
2,950	1,650	1,950	2,250
2,750	1,550	1,850	2,100
—	1,400	1,650	—

身体活動レベルの目安

・**Ⅰ（低い）**：生活の大半を座って過ごし、静的な活動が中心の場合。動いても15分程度

・**Ⅱ（ふつう）**：主に座って行う仕事だが、職場内での移動や立って行う作業・接客等、通勤・買い物・家事・軽いスポーツ等のいずれかを含む場合。

・**Ⅲ（高い）**：移動や立って行うことが多い仕事の従事者。または余暇にスポーツをする等、活発な運動習慣を持っている場合。

厚生労働省「日本人の食事摂取基準（2020年版）」をもとに作成

キロカロリーになります。同じ仕事でも1日30分以上は買い物や散歩などに出かけ、休日は外出してよく歩く場合なら、身体活動レベルがⅡになり、1950キロカロリーとなります。後者の女性が1日1950キロカロリーを3食でとるなら、1食当たりは約650キロカロリー、2食でとるなら約975キロカロリーです。

650キロカロリーの食事を具体的な献立でご紹介します。ごはん200g、豚の生姜焼き100gとせん切りキャベツと野菜たっぷりの味噌汁をとると約650キロカロリーです。ごはん200gはコンビニおにぎり2個程度の量なので少し多いと感じるかもしれませんが、この程度なら無理なくおいしく食べられるかと思います。一方、975キロカロリーの食事だと、ごはんと豚の生姜焼きをそれぞれ1・6倍にする必要があります。ごはんは320g、豚の生姜焼きが160gなので、なかなかのボリュームです。50代の女性でペロッと完食できる人は少ないのではないでしょうか。そのため、1日2食にすると、十分なカロリーを摂取できない可能性が高くなります。

推定エネルギー必要量（kcal／日）

年齢	身体活動レベル	
	Ⅰ	Ⅱ
1～2歳	—	950
3～5歳	—	1,300
6～7歳	1,350	1,550
8～9歳	1,600	1,850
10～11歳	1,950	2,250
12～14歳	2,300	2,600
15～17歳	2,500	2,800
18～29歳	2,300	2,650
30～49歳	2,300	2,700
50～64歳	2,200	2,600
65～74歳	2,050	2,400
75以上歳	1,800	2,100

摂取カロリーは少なければ少ないほどいいわけではなく、不足すると基礎代謝量が減るので消費エネルギーも少なくなり、やせにくくなります。

仮に大盛りごはんをペロッと食べられる強い胃腸を持っていたとしても、1日2回以下の食事で一度にたくさん食べると太りやすくなります。その理由のひとつ目は、3食のうちどれかの食事を抜くと、食事の間隔があくためです。絶食時間は長くなると血糖値が下がり、その反動で次の食事をとったときに急上昇する食後高血糖を起こしやすくなります。食後高血糖は血管を傷つけるだけではなく、インスリンの分泌量が増えて太りやすくなるのでしたよね。

理由のふたつ目は、一度にたくさんの炭水化物をとることでも食後高血糖は起こりやすいためです。**食事回数を減らすことは、ダイエットや健康にいいどころか、かえってマイナスになります。**体に必要な栄養をとって代謝を高く維持するためにも、食事は１日３回、抜かずに食べるようにしましょう。

なお、前ページの表で示した推定エネルギー必要量は、あくまで平均的な体格の人を想定して計算されています。小柄や大柄など体格によって必要量が異なるので、その場合は以下の計算式でご確認ください。

基礎代謝基準値（kcal / kg / 日）

年齢	男性	女性
1～2歳	61.0	59.7
3～5歳	54.8	52.2
6～7歳	44.3	41.9
8～9歳	40.8	38.3
10～11歳	37.4	34.8
12～14歳	31.0	29.6
15～17歳	27.0	25.3
18～29歳	23.7	22.1
30～49歳	22.5	21.9
50～64歳	21.8	20.7
65～74歳	21.6	20.7
75歳以上	21.5	20.7

身体活動レベル

年齢	Ⅰ（低い）	Ⅱ（普通）	Ⅲ（高い）
18～29歳	1.50	1.75	2.00
30～49歳	1.50	1.75	2.00
50～64歳	1.50	1.75	2.00
65～74歳	1.45	1.70	1.95
75以上歳	1.40	1.65	—

１日に必要な推定カロリーの計算式

１日に必要な推定カロリー（kcal）＝
基礎代謝基準値 × 体重（kg）× 身体活動レベル

厚生労働省「日本人の食事摂取基準（2020年版）」をもとに作成

食べていないとため込み便秘体質に！

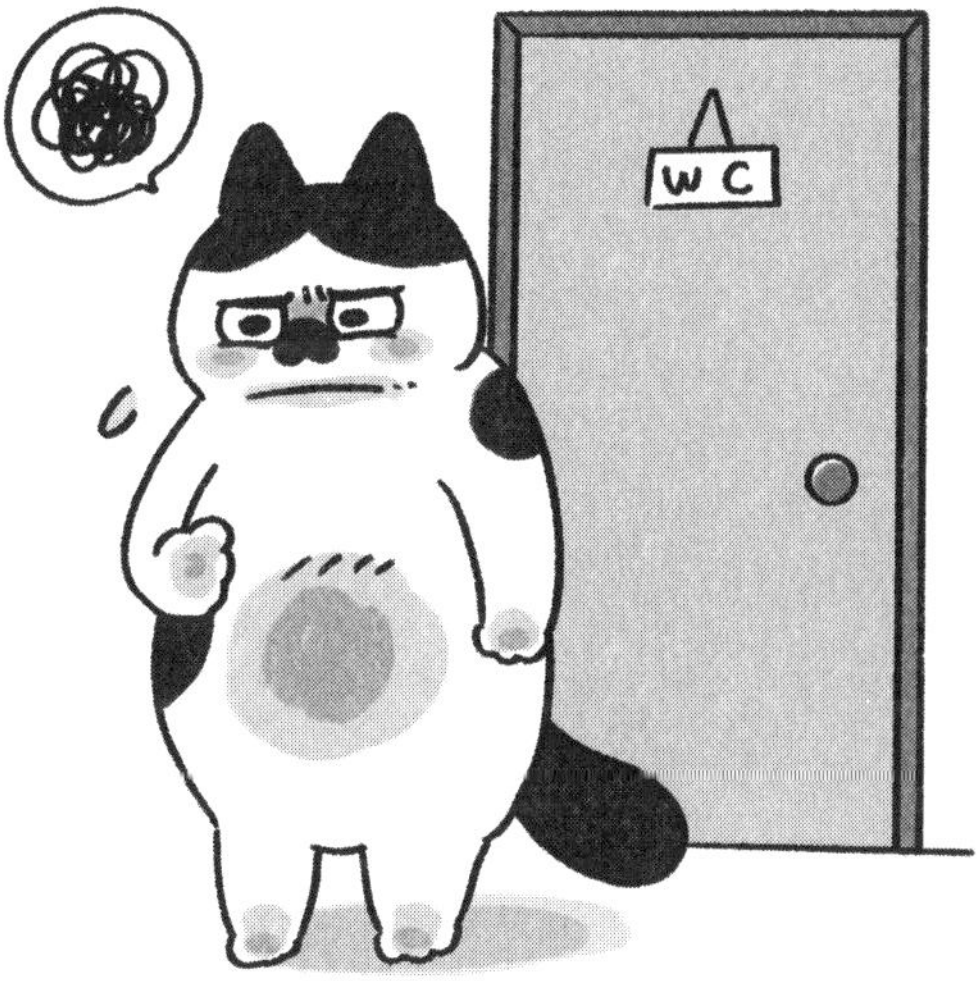

私の食事コンサルティングを受ける方の多くが便秘に悩んでいます。実際、私も物心ついたころから便秘で、朝にスッキリするという感覚がありませんでした。厚生労働省が実施している「国民生活基礎調査（2022年）」によると、日本人女性の約4割、男性の約3割が便秘に苦しんでいます。**便秘は体質とあきらめている人が多いですが、決してそんなことはありません。しっかり食べることで驚くほど便秘は改善するからです。**

便秘の大きな原因のひとつが、食べていないことです。ダイエットで食事を減らしたり、抜いたり、または忙しくて菓子パンなどを食事代わりにしていませんか？　食事量が少ないと便の材料が少なくなるので、出にくくなります。食事を抜くと腸のぜんどう運動がおろそかになって、便秘になりやすいです。また、スッキリ出すにはおなかや腸の筋力が必要です。筋肉の材料もやはり食べ物なので、小食では筋力も衰えてしまいます。

気持ちのいいお通じのためには食事の量と内容を変えることが大切です。まずは食事量について。1日3食、特に朝食は必ず食べましょう。朝食を食べることで体が目覚めて、腸の動きも活発になり、前日食べたものがスムーズに押し出されていきます。食べるときはよく噛むこともポイントです。早食いすると食べ物はよく噛み砕かれないので、胃や腸での消化が不十分になり、便秘につながることがあります。胃や腸には歯がありません。胃腸が気持ちよく働けるよう、よく噛んで食べるようにしてくださいね。

食事の内容で意識してほしいのは食物繊維です。食物繊維というと、野菜、海藻やきのこ類などに多いのはご存じかと思いますが、実は穀物にもたくさん入っています。日本人はずっと穀物から多くの食物繊維をとってきました。ところがこの50年で穀物からの摂取量は激減しています。意外かもしれませんが、野菜からの摂取量はそれほど変

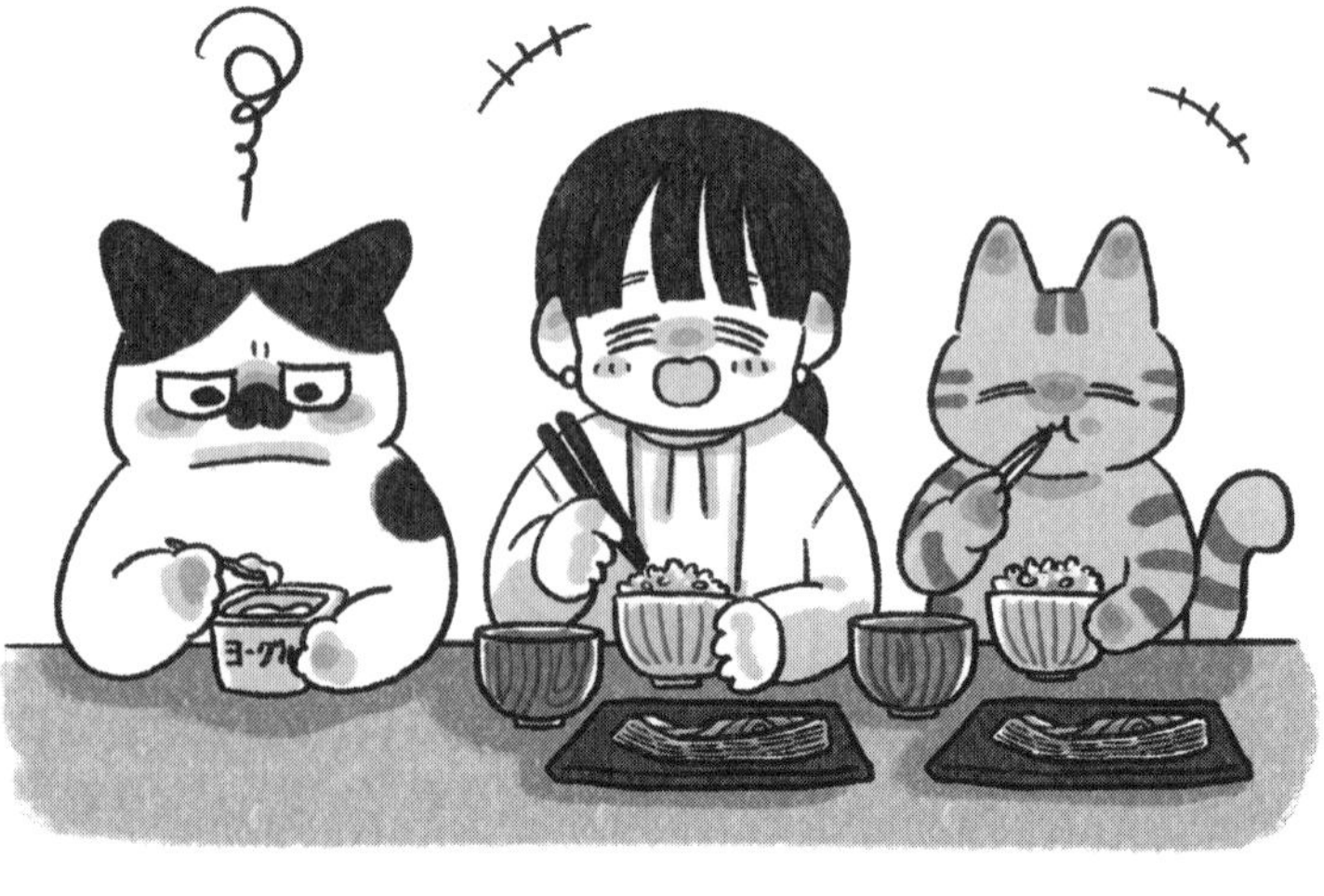

わっていません。ということは、お米などの穀物をしっかりとれば、食物繊維の摂取量を増やすことにつながるということになります。

穀物の中でも特に**お米には、食物繊維に加えて、食物繊維と似たような働きをするレジスタントスターチも多く含まれています。**お米をしっかり食べると、これまで便秘だった人も驚くほどおなかの調子がよくなることがあります。実際、私のお客さまで便秘薬が欠かせなかったのに、お米を1日3食とると、毎日気持ちよくお通じがあるようになったという方がいます。「便秘だったのは食事量が少なかったからだったとわかりました」とおっしゃっていました。**食事量と食物繊維の量を増やすと、便の材料が増えてお通じが改善する人はとても多いです。**

なお、便秘解消のため食べる人が多いヨーグルトに食物繊維は含まれていません。まったく効果がないわけではありませんが、ヨーグルトなどの乳製品に多い乳酸菌やビフィズス菌は、おなかにいる腸内細菌と相性が合わないと活躍するのが難しいです。腸内細菌は5万種類以上、1000兆個以上いるといわれていて、どの菌がどれくらいいるかは人によって異なります。ヨーグルトに含まれている菌とあなたの腸内細菌の相性が合う確率は非常に低そうですよね。

腸内環境をよくして便秘を解消したいなら、外から菌を入れるより、まずは腸内にいる善玉菌を元気にすることから始めましょう。そのためには善玉菌のエサとなる食物繊維とオリゴ糖をとるのがおすすめです。オリゴ糖はきな粉、ごぼう、たまねぎ、はちみつ、大豆やバナナなどに多く含まれますが、お米は消化の過程で一部がオリゴ糖に分解されます。お米は、食物繊維とレジスタントスターチを含み、オリゴ糖にまで変化する非常に整腸作用が高い食べ物です。便秘に悩む人は積極的にとることをおすすめします。

代謝ガタ落ち！ 栄養不足では栄養素を栄養にできない

バランスよく食べているのに、疲れやすい、太りやすい、筋肉がつきにくいという人は、もしかしたら栄養素を栄養にできていないかもしれません。栄養素と栄養はたったひと文字違いの似たような言葉ですが、実は意味が違います。栄養素とは、食品中に含まれている栄養成分のこと、栄養とは栄養素が体内に入り、活躍する状態のことです。例えば、お米に含まれている炭水化物は栄養素、食べたお米の炭水化物が消化・吸収されてエネルギーとして燃やされ、体に活力を与えてくれる状態が栄養となります。

必要な栄養素を必要なだけとれば、健康でスリムになれると考える人は多いですが、必ずしもそうではありません。栄養素が栄養になっていなければ意味がないからです。同じ食事をしていても、太りやすい人とそうでもない人がいるのはなぜだろうと感じたことはありませんか？ 食事量が明らかに多い、間食、アルコールや外食の量や頻度が多いといった要因がない場合は、栄養不足によって代謝が下がっている可能性があります。

代謝とは、食べたものが体の中でエネルギーや組織などに変化すること、つまり栄養になることです。栄養素を栄養にできていない人は代謝が下がっているともいえます。代謝を高めるために大切な食事のポイントは大きく3つあります。

①体の材料になる栄養素をとること
②エネルギーになる栄養素をとること
③代謝をサポートする栄養素をとること

①「体の材料になる栄養素」はたんぱく質で、魚、肉、卵や大豆製品などに多く含まれています。

②「エネルギーになる栄養素」は炭水化物で、ごはんやパン、麺類などに多く含まれています。

③「代謝をサポートする栄養素」はビタミンやミネラルで、野菜、海藻、きのこ、いも類をはじめ、穀物や魚、肉、卵や大豆製品など幅広い食品に含まれています。

栄養素はチームワークで働くため、3つの栄養素をバランスよくとることが大切です。代謝が下がっている人の多くが、食事量自体が少なくて3つの栄養素がすべて不足しているか、一部の栄養素は十分でもどれかが足りていません。例えば、たんぱく質は十分にとれているのに、お米を控えているので炭水化物が不足していることがあります。その場合、たんぱく質から筋肉や血液を合成するのに必要なエネルギー源が足りないため、たんぱく質を効率よく活用することができなくなります。**栄養素は単体で見るのではなく、栄養になるためにバランスよくとることが必要です。**

また、食事からは栄養素をとれているのに栄養不足になるケースもあります。その原因のひとつが咀嚼不足です。**咀嚼が足りないと胃腸の動きが悪くなり、せっかく食べたものの栄養素を十分に消化・吸収できません。**その結果、栄養不足になり代謝が下がってしまいます。胃腸の具合が悪くなりやすい人は意識的に咀嚼をしっかりして、栄養素を消化・吸収できる状態を目指しましょう。

そして栄養素をとれているのに栄養不足になるケースのもうひとつがストレスです。ストレスがあると、たんぱく質やビタミンなどの栄養素が消耗されるので、結果的に栄養になる栄養素が減ってしまいます。ある程度のストレスや緊張感は仕事や生活に必要なこともありますが、過度のストレスがある場合は普段以上に栄養バランスを意識する必要があります。バランスのいい食べ方については PART2以降でご紹介しますので、あわせてご覧ください。

せっかく食べても代謝を上げにくい〇〇抜きの朝食

朝食は食べたほうが美容と健康にいいことは、もうみなさんはよくおわかりだと思います。ただ、せっかく朝食を食べているのに代謝を上げにくい食事をしていませんか？ どのような食事かというと、「噛めるもの抜きの朝食」と「温かいもの抜きの朝食」です。

「噛めるもの抜きの朝食」とは、液体物や流動食ばかりの朝食のこと。例えば、スムージー、野菜ジュース、ポタージュ、プロテイン、ヨーグルトやおかゆだけ、といった食事です。一つひとつが悪いわけではありませんし、栄養もあります。問題なのはほとんど咀嚼ができないということです。噛まないとカロリー消費が減ってしまいます。というのも、私たちは固形物をよく噛んで食べ、胃腸で消化・吸収する際にカロリーを消費しているからです。

前述した食事誘発性熱産生（DIT）を覚えていますか。食事をとったときに消費されるカロリーのことでしたね。このDITはよく噛んで食べるほうが消費カロリーも増えることがわかっています。つまりお米を食べるにしても、つぶつぶのごはんを食べるほうが、やわらかいお粥を食べるより、よく噛めるのでDITは増えやすいです。

野菜もスムージーやジュースにするより、野菜の形が残ったまま食べるほうがよく噛めますよね。忙しい朝は飲み物や流動食だけで簡単に済ませる人も多いですが、代謝を上げるという点ではおすすめできません。どうしても時間がとれないときに活用する程度にとどめ、日常的には噛めるものを口にするほうがいいですよ。もちろん、歯が悪い、体調がすぐれないなどの場合はその限りではありません。ただ、自分の歯を元気に動かせるうちは、噛んで食べられるものから栄養をとることを優先してください。そのほうが唾液もより多く分泌され、栄養の消化・吸収もよくなります。

次に代謝を上げにくいのは「温かいもの抜きの朝食」です。朝食は眠っている間に下がった体温を一気に上昇させて、体を睡眠モードから活動モードに切り替えてくれます。ただ、朝食が牛乳、ジュースやヨーグルトなど冷たいものだけだと胃腸が冷えてシュンとしてしまい、働きが悪くなるのです。

胃腸が冷えると胃腸の動きも弱まり、そのまわりの血流が悪くなって消化不良、食欲不振や胃もたれなども起こりやすくなります。胃腸は温かい体の中にあるので、温かいものでやさしく起こしてあげましょう。特に、食事の最初と最後は温かいものをとるといいですね。おなかに手を当ててみて、冷たいと感じる人は、胃腸を温めるような食べ方をしてみるか、食事内容や食べ方を見直すといいですよ。

アイスコーヒーをホットコーヒーにする、野菜ジュースをスープや味噌汁にする、冷たい牛乳をかけたシリアルを、温かいごはんにしてみるという感じです。

体温が上がると基礎代謝が上がるので、1日の消費エネルギーが増え、食べていてもやせやすくなります。**朝食選びの基準は、噛めないものより噛めるもの、冷たいものより温かいものを基準にしてみてくださいね。**しっかりDITを上げて、胃腸を元気に動かすために、よく噛むこともお忘れなく。

甘いものを食べすぎてしまう人の特徴

食事に関していただくお悩みの中で、とても多いのが甘いものについてです。「甘いものがやめられません」「食べ始めると止まらなくなります」「食べたあとに罪悪感でいっぱいになります」など……。甘いもの欲をコントロールするのが難しいというお気持ち、私もよくわかります。というのも、私自身が管理栄養士になる前は、甘いもの中毒だったからです。

会社勤めをしていた頃は、甘いものを食べない日はないというほど日常的にお菓子を食べていました。買いだめしたチョコやクッキーをオフィスの引き出しに詰め込み、夕方や残業時など小腹がすいたときにちょこちょこつまんでいたのです。

それが今では、お菓子を食べない日が増え、食べてもお休みの日ぐらいになりました。特にがまんをしているわけではありません。それなのになぜ、お菓子を食べなくても大丈夫になったのでしょうか？

その理由は、栄養不足が解消されたからです。甘いものを常に欲していた頃、私は今ほどお米をしっかり食べていませんでした。**お米に多く含まれている炭水化物の摂取量が不足すると、甘いものを無性に食べたくなります。**なぜなら、食欲をコントロールしている脳のエネルギー源は、炭水化物に多く含まれる糖だからです。食事から炭水化物を減らすと脳はエネルギー不足になって糖を非常に欲しがります。

糖質不足を感じたら、甘い砂糖よりもお米から糖質をとるようにしましょう。というのも、お米の炭水化物は砂糖と比べてゆっくりと消化・分解されるので腹持ちがいいからです。さらによく噛んで食べれば血糖値の上昇もゆるやかになり、血糖値が急降下して強い空腹感やストレスを感じることもなく、食欲が落ち着きます。私は3食、お米をしっかり食べるようになってから甘いもの欲が驚くほどなくなりました。

ところが多くの人は小腹がすいたら手軽に糖をとれるお菓子に手を伸ばします。甘い砂糖は吸収が早くて腹持ちしないため、空腹感の解消にそれほどつながりません。さらに血糖値がジェットコースターのように上がり下がりしやすいため、食べた1～2時間後に低血糖になって強い空腹感を感じることも。低血糖になると血糖値を上げるためアドレナリンなどの興奮系ホルモンが分泌され、イライラする人もいます。イライラ解消のためにまた甘いものが欲しくなるという負のスパイラルに陥る人も少なくありません。さらに血糖値が急上昇したときにドバっと分泌されるインスリンは、脂肪の合成を促すので太りやすくなります。

太るからとごはんを減らしているせいで、甘いものがやめられなくなっている人は、結果的に太りやすくなっていることに気づいてください。お米をしっかり食べると、食欲が落ち着き、メンタルも安定して、甘いもの欲が嘘のように消えていきます。それでもまだ空腹感が消えない場合は、おやつをおにぎりにするといいですよ。お菓子を食べてしまった！という罪悪感からも解放されるのでおすすめです。私のお客さまからも、「おやつにおにぎりを食べたらおなかが落ち着きました」との声をよくいただきます。

なお、甘いものをがまんしてナッツをつまんでいる人をよく見かけますが、ナッツで炭水化物不足は解消されません。ナッツからは良質な脂質、食物繊維、ビタミンやミネラルがとれますが、炭水化物はそれほど入っていないからです。炭水化物であいた栄養不足の穴は炭水化物でふさぐようにしてくださいね。

食べすぎたあとに食事を抜くのは逆効果

「昼食を食べすぎました。夕食は抜いたほうがいいですか？」「夕食を遅くまで食べていたので胃もたれしています。朝食はお休みしてもいいですか？」といったご質問をいただくことがあります。食べすぎたあとは食事を抜いたり、ごはんを抜いておかずだけ食べたりする人が多いですが、実はおすすめではありません。その理由と、何をどのように食べるといいのかをご紹介します。

その前に、食べすぎたあとの胃がどうなっているのかご説明しましょう。通常、食べものが胃の中にたまるのは2～3時間程度ですが、揚げものやケーキなどの脂っこいものや、肉や魚などたんぱく質のおかず中心の食事をすると、消化時間は長くなります。ジューシーな肉などは消化に4～5時間かかるので、焼き肉などをたくさん食べると、食べものが胃にたまる時間も長くなるのです。「胃もたれする」「胃が苦しい」というのは、胃の中で消化を待つ食べものが渋滞を起こしている状態で、胃に大きな負担がかかっています。

そのようなときでも食事やごはんを抜かないほうがいい理由はふたつあります。ひとつ目は、エネルギー不足になるからです。渋滞中の車でもガソリンが必要なように、**おなかがいっぱいのときも体はエネルギーを必要としています。**エネルギー不足では、大忙しの胃腸はもちろん、脳やほかの臓器の働きも悪くなって代謝が下がってしまうからです。体は常に基礎代謝のためのエネルギーを必要としているので、食事やごはんは抜かないようにしましょう。

ふたつ目は、食事のリズムが乱れるからです。食事を抜くと、いつもとは違うおかしな時間におなかがすいてしまいます。例えば昼食でコース料理を食べたあと、おなかがいっぱいで夕食を抜いたけれど、夜遅くになって猛烈におなかがすいたなんて経験はないでしょうか。そのようなとき、夜遅くに食べてしまうと翌朝に響いて、朝食が食べられなくなることがあります。すると食事のリズムがずれて、体内時計が乱れてしまうのです。特に朝食は体内時計をリセットするという大切な役割があるので、朝食抜きは避けたいですよね。

一方、空腹をがまんすれば朝食はおいしく食べられるかもしれませんが、眠っている間のエネルギーが不足して代謝が下がり、睡眠の質が悪くなります。いずれにせよ、食事を抜くというのはあまりおすすめできません。

では、食べすぎたあとはどうすればいいのでしょうか。ポイントは、胃腸に負担をかけないエネルギー源を入れること、そして胃腸を動かす食べ方をすることです。胃腸に負担をかけない食べものとは、ずばりお米です。お米がいい理由は、エネルギー源である炭水化物を多く含んでいるうえ、消化時間が1~2時間程度と短く、胃腸への負担が少ないからです。炭水化物は唾液に含まれるアミラーゼという消化酵素で分解されるので、よく噛むことで口から消化が始まり、胃腸の負担を減らすことができます。

そして胃腸を動かすには、やはり咀嚼が大切です。よく噛むことで胃腸のスイッチが入るので、粒々のお米はパンや麺より咀嚼しやすいという点でも適任といえます。消化酵素は一般的に人の体温に近い温度でよく働くので、冷たいものより、温かいものを食べるといいでしょう。ごはんに温かいお味噌汁を添えるとさらにいいですね。ごはんの量はおなかのすき具合に合わせて調整すればいいですし、食事時間はいつもより少しあとにずらしてもかまいません。ただ何も食べないのではなく、少量でもごはんを食べるようにしましょう。

一方、**ごはんを抜いておかずだけ食べると、かえって胃腸の負担は増えてしまいます。**なぜなら、おかずに多いたんぱく質や脂質は、唾液では分解できず、胃腸でしか消化できないためです。消化時間も長いので、胃腸の負担は余計に増えてしまいます。

そもそも、食べすぎるときというのは、おかずやスイーツに多く含まれるたんぱく質や脂質をとりすぎるケースがほとんどです。前の食事で食べすぎた場合は、次の食事でお休みすることをおすすめいたします。

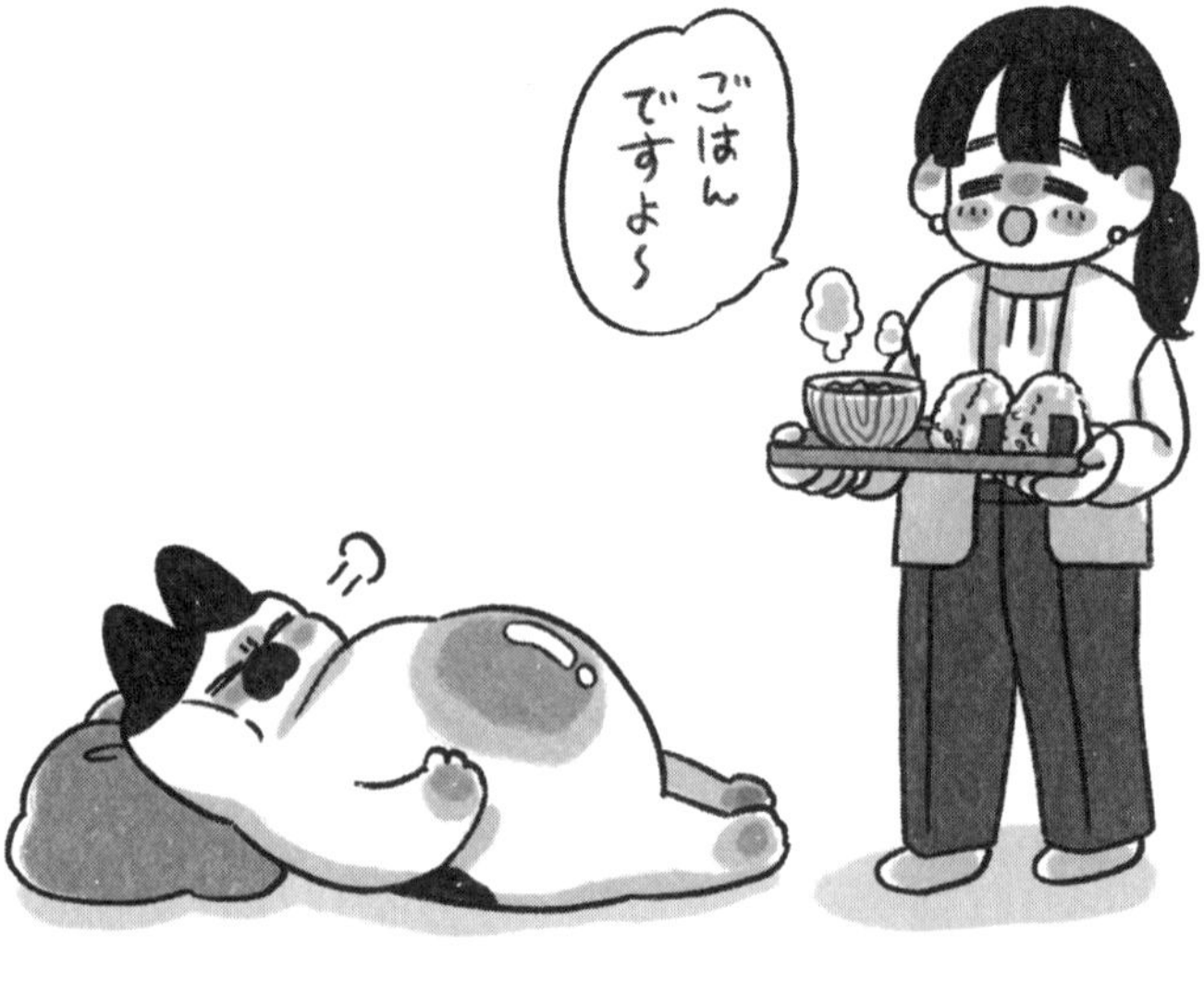

栄養不足はサプリや野菜ジュースで補えば大丈夫？

「バランスよく栄養をとりたいけど、時間がない！」そんなときはサプリや野菜ジュースで補うとよさそうですよね。私もひとり暮らしで残業の多い仕事をしていた頃は、ビタミン剤や栄養ドリンク、青汁、野菜ジュースなどをよく飲んでいたものです。ただ、それだけで食事をとるのと同じように栄養をとれていたかどうかは、疑問が残ります。というのも、栄養が体の中で効果的に働くためには、以下のようなポイントがあるからです。

ポイント①：よく噛んで食べる
ポイント②：冷たいもので胃腸を冷やしすぎない
ポイント③：形がある食べものを味わって食べる

まず、よく噛んで食べることは、食べものを細かく砕き、唾液を出して栄養の消化・吸収をスムーズにするだけではなく、あご周りや胃腸の筋肉を動かすことにつながります。栄養をとるなら、噛めないものより噛めるものを優先して食べることが大切です。

次に、冷たいものは胃腸を冷やします。冷えた水や野菜ジュースは胃腸をシュンとさせて働きを鈍らせてしまうので注意しましょう。特に朝は体温が低いので、冷えた野菜ジュースや冷たい水とサプリなどで済ませず、温かいものをとることをおすすめします。

最後に、形がある食べものを味わうことについてですが、実はこれが最も大切だと私は考えています。食事は栄養摂取の手段ではありますが、単に栄養素をとればいいというわけではありません。食べものの香りを感じて、調理されるときのジュウジュウと焼ける音などを聞いて、彩りのきれいな料理を見て「おいしそう」と感じると、胃や腸が活動を始め、消化液の分泌が活発になります。食べ始める前から準備態勢が整っていると、消化効率がよくなるのです。

　サプリや野菜ジュースでは上記のポイントを満たすことができません。そうはいっても「忙しいときには利用したい」というお気持ちもわかります。そこで、利用する際の注意点をお伝えします。

注意点①：食事の補助的な役割にとどめる
注意点②：たくさんの種類を重ねてとらない
注意点③：ピンポイントの利用を基本にする

　まず、食事の補助的な役割にとどめることについて。サプリや野菜ジュースなどは、足りていない栄養素の穴を埋める存在です。体のベースとなる栄養素が十分にとれていないと、穴を埋めようがありません。栄養摂取のメインはあくまで形がある食べものからにして、サプリや野菜ジュースを食事の中心にしたり、1日に何度も大量にとったりするのは控えましょう。たくさんとると過剰症になることもありますし、なにより体は吸収できません。とりすぎた栄養素の排出量が増えると、肝臓や腎臓に負担がかかってしまいます。

　次に、たくさんの種類を重ねてとらないことについて。サプリの中には組み合わせや医薬品の併用に注意が必要なものがあります。例えば、ビタミンCは大量にとると葉酸の排泄量を増やします。青汁などに含まれるケールは、血液をサラサラにする薬の効き目を弱めてしまうことがあります。医薬品であれば医師や薬剤師から注意してもらえますが、自分で選んだ場合は飲み合わせを誰もチェックしてくれません。健康のためにとっているつもりが、かえって体の調子を崩すことにつながりかねないのです。あれもこれもとむやみにいろいろな種類をとるのは控えましょう。

最後に、ピンポイントの利用を基本にすることについて。肌荒れが気になるときにビタミンB群のサプリをとる、会議で時間がとれないので野菜代わりに野菜ジュースを飲むなど、ピンポイントで利用すると効果を強く感じられることがあります。ところが、日常的に長期にわたって利用すると、だんだんと変化を感じにくくなり、やがて量や種類が増えていくことも。**サプリや野菜ジュースは困ったときのお助けアイテム、という位置づけにして、習慣的にとり続けないことをおすすめします。**食生活のベースは「形がある食べものを食べる」ようにすると、胃腸機能の維持につながり、結果的に元気で若々しく過ごすことができます。

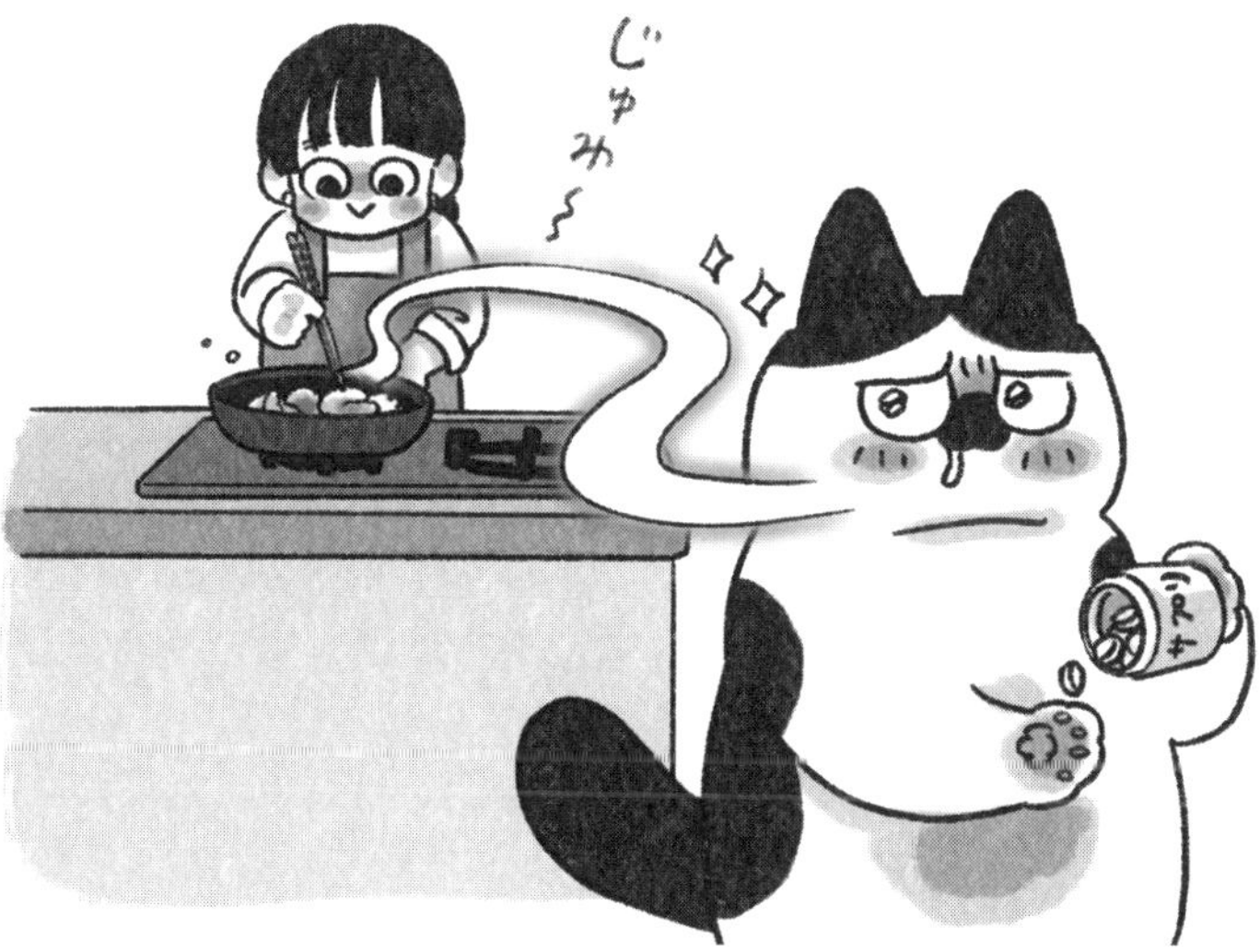

食べずに運動するのは健康のためには逆効果

健康のために運動しよう！　というのはすばらしいことです。ところが「食べていない」のに運動すると、健康になるどころか、かえって逆効果になることも。食べずに運動するケースで最も多いのは朝食前です。朝の運動は体によさそうなイメージがありますが、朝食前にするのはおすすめではありません。

起床時は1日の中で最も栄養不足です。例えば19時に夕食を食べて6時に起床する場合、10時間以上は絶食していることになります。睡眠中でも代謝が行われ、エネルギーや栄養は消耗されているので、**朝の体は栄養を必要としているのです。その状態で運動するとエネルギー不足を補うため、体は筋肉を分解してエネルギー源である糖を捻出しようとします。**せっかく運動しているのに、筋肉が減るなんてもったいないですよね。

さらに運動すると糖が消耗されるため血糖値が下がります。その状態で運動後に朝食を食べると、反動で血糖値はぐんと上がってしまうのです。血糖値は急上昇すると急降下する血糖値スパイクが起こりやすくなり、血管の老化を早めます。動脈硬化が進行して、心筋梗塞や脳梗塞のリスクが高まるので、運動の効果が台無しですよね。時間がとれない人は、早起きして朝食前に運動したり、出勤してから職場で朝食をとるケースが多いですが、体を動かすのは空腹時ではなく、朝食後にできるようスケジュールを組むといいですよ。

なお、同じことが夕食直前の運動にもいえます。仕事帰りにジムへ行ったり、1駅歩いて帰ったり、夕飯前に犬の散歩や買い物に行くなど、体を動かすこと自体はとてもいい習慣です。ただしこちらも、可能であれば夕食後にできるといいでしょう。時間の変更が難しい場合は、昼食をしっかりめに食べるか、おにぎりなどでエネルギー補給してから体を動かすことをおすすめします。

体の中に栄養がある状態で体を動かすと、カロリー消費が増えやすいです。食事からとった糖はエネルギーとしてどんどん燃やされ、結果として脂肪も燃焼されやすくなります。一方、おなかペコペコで運動した場合、食後に運動したときよりカロリーは消費されにくくなります。体がエネルギーを節約しようと、省エネモードになっているためです。さらに運動後に食事をすると、栄養不足になった体へスピーディーに吸収されるので、減量効果は低くなってしまいます。

また、運動と食事量の関係も大切です。減量のため、食事を減らして運動する人がいますが、減らしすぎにはご注意ください。減らしすぎると、運動に必要なエネルギーが不足して、筋肉が分解されてしまうかもしれません。また、エネルギーが十分ない状態ではカロリー消費も抑えられるので、運動している割に脂肪が燃えにくいです。

食事と運動の関係を、私はよくお財布に例えて説明しています。給料日前のお財布は中身が少ないのでお金の使い方がケチケチになります。ちょうど、食事前の運動や食事量を減らしてする運動のような状態です。運動しても使えるエネルギーが少ないのでカロリーを少ししか消費できません。一方、給料日後のお財布は中身がパンパンなので、気前よくお金を使うことができます。食後の運動がまさにこの状態。エネルギーがたっぷりあるので、どんどんカロリーを消費できるのです。

運動は食べずにするより食べてからする、を心がけてください。同じ運動量でも体の変化を感じやすくなりますよ。

鍋料理や焼き肉を食べすぎてしまう理由

大勢で食べてもひとりで食べてもおいしい鍋料理や焼き肉、みなさんはお好きですか？　私はどちらも大好きです。ただ、つい食べすぎてしまう、なんてことはないでしょうか。よく「鍋料理はヘルシー」などといわれますが、鍋を食べて太ったという話はメタボリックシンドロームの人からよく耳にします。なぜ、焼き肉や鍋料理は食べすぎてしまうのでしょうか。それはあるものを食べていないことが原因です。

そのあるものとはズバリ、お米などの炭水化物です。私たちの食欲は脳内の視床下部にある「摂食中枢」と「満腹中枢」でコントロールされています。満腹中枢が刺激されると、「おなかがいっぱい」と感じて、自然と食欲が落ち着きます。この満腹中枢が刺激されるのは、食事からお米などを食べて血糖値が上がったときです。つまり、**炭水化物を食べないと、なかなか血糖値が上がらないので、なかなか満腹にもなりません。**

鍋料理では〆をたいてい最後に食べますよね。そのため、野菜や肉、魚を食べているうちは、満腹を感じにくいのです。野菜ならどんなに食べても太らないだろうと、一緒に肉や魚をいつも以上に食べていませんか？　おなかが少し膨れてきたと感じるタイミングでやっと雑炊やうどんなどを食べると、急に満腹感が押し寄せて、食べ終わる頃にはおなかがパンパンになったという経験が一度はあるのではないでしょうか。

焼き肉も同じです。焼き肉定食のように最初からライスもセットで食べるならいいのですが、アラカルトで肉を先に食べて最後に〆の冷麺、ビビンバやクッパなどを食べることもありますよね。その場合はやはり満腹を感じにくくなります。さらに焼き肉の場合は油をたっぷりとっているので、〆まで食べたあとのおなかパンパン度合いは鍋の比ではありません。消化にも時間がかかるため、食べすぎると胃もたれが長く続くことになります。

この「食べすぎた」「おなかが苦しい」を避ける方法は簡単です。程よいタイミングで〆を食べることです。まだもう少しいけるかな〜というぐらいで〆に入りましょう。もし、〆を食べてもまだ満たされないと思ったら、そのあとに追加で何か食べてもかまいません。おすすめではないのは、〆も食べられないぐらい、おかずばかりをおなかいっぱい食べることです。

おかずの中でも、野菜だけでおなかをいっぱいにした場合は、エネルギーが十分ではないのですぐにおなかがすいてしまいます。その結果、次の食事の食べすぎや間食につながりやすいです。また栄養不足では筋肉も減るので代謝が下がりますよね。肉や魚などからたんぱく質や脂質をとりすぎた場合、消化・吸収に時間がかかるので胃腸の負担が増えます。また代謝しきれないと太りやすくなりますし、とりすぎた分の処理をするのに、肝臓や腎臓にも負担がかかってしまうのです。

鍋料理も焼き肉も、楽しくてついつい食べすぎてしまう気持ちはよくわかりますが、**炭水化物をとることを前提にペース配分して食べることをおすすめします。**焼き肉は贅沢だから年数回しか行かない、という場合は少しぐらい羽目を外してもいいですが、食べる頻度が多い人、冬はしょっちゅう鍋をするという人は意識してみてください。

なお、食事をゆっくり食べることでも満腹中枢が刺激されやすくなります。食べすぎにならないよう、一口ずつ味わいながら、よく噛んで召し上がってくださいね。

食べても、食べても おなかがすく理由

「満腹感がわかりません」「いつもおなかがすいています」という人がいます。実は、30代までの私がそうでした。3食しっかり食べているのになぜかすぐにおなかがすくので、空腹しのぎに気がつけばお菓子を口にしていたのです。ところが今では、3度の食事で十分満足できるようになりました。適量で満足できない理由は人それぞれですが、よくある理由と対策についてご紹介します。

理由1　栄養不足

しっかり食べているつもりでも、栄養バランスが悪いと体は栄養不足を感じて、変な空腹感を起こします。多いのが炭水化物中心の食事です。朝はパンだけ、昼は麺だけで簡単に済ませていませんか？　炭水化物は消化にそれほど時間がかからないので、食後すぐはおなかいっぱいでも数時間後にはおなかがすいてしまいます。

次に多いのが炭水化物抜きの食事です。ごはんは太りそうだからと主食を抜いておかずばかり食べていませんか？　炭水化物を抜くと、脳が満腹を感じにくいため、食べても食べてもなかなか満足できません。おかずだけでおなかいっぱいにすると、今度は胃がもたれてしまいます。それでも脳が炭水化物不足を感じると甘いものが無性に欲しくなるので、体はもう食べものを求めていないのに、なぜかスイーツに手が伸びてしまうのです。

また、ダイエット中の人に多いのが、野菜でおなかを膨らまそうとするケースです。ごはんやおかず量を減らし、野菜をたっぷり食べればやせられると思っていませんか？　確かに野菜はたくさん食べても太りませんが、おなかが膨れるのは野

菜が胃の中にたくさん詰まっているときだけ。低カロリーなので消化が早く、すぐにおなかがすいてしまうのです。何かカロリーがあるものを食べたい！ という脳の欲求を抑えるのに強いストレスを感じると、ダイエットにはかえってマイナスになります。

■栄養不足への対策

体が求める栄養を、がまんせずバランスよく食べましょう。ごはんなどに多い炭水化物、魚・肉・卵や大豆製品など、たんぱく質が多いメインのおかず、さらに代謝を助ける野菜・海藻・きのこ類などのサブのおかずを組み合わせて食べることが栄養不足を防ぐポイントです。栄養がバランスよく入ってくることで、体も心も満足して、食欲が落ち着きます。

理由2 腸内環境が悪い

腸内環境が悪いと栄養を消化・吸収できないので、どんなにいい食べものをバランスよく食べていたとしても、体は満足してくれません。腸内環境がいいかどうかの見極めは、毎日のお通じです。特に原因となる疾患がないのに慢性的な便秘や下痢に悩まされている人は、次のような食事をしていないか、食生活を見直してみてください。

①食物繊維不足。炭水化物中心の食事や、丼、カレー、麺類など単品系の食事が多い人は食物繊維が不足する傾向にあります。

②たんぱく質や脂質のとりすぎ。たんぱく質は分解されると腸内の悪玉菌によりアンモニアなど毒性の強い物質を発生させます。また、揚げものなど油がたっぷり使われた料理や、ジューシーな肉を食べると腸内で悪玉菌が優勢になりやすいです。適量なら問題ありませんが、食べすぎには注意しましょう。

③早食い。細かく噛み砕かれていない食べものが体内に入ってくると消化不良を起こしやすく、胃

もたれの原因になります。胃で食べものが十分に消化されないと、あとを引き継ぐ腸に悪影響が及んでしまうのです。

■腸内環境を改善するための対策

①野菜・海藻・きのこ類・穀物などから、善玉菌のエサになる食物繊維を食事からとりましょう。

②たんぱく質や脂質など、メインのおかずはほどほどに食べましょう。

③胃腸を労わる気持ちで、ゆっくりよく噛んで食べましょう。どのようなバランスでどれくらいの量を食べるといいのかについては、ＰＡＲＴ２以降で紹介します。

ちょうどいい量で満腹を感じられ、空腹のストレスにさらされないよう、食事はバランスよく食べ、栄養を受け止める腸を健全に保ちましょう。

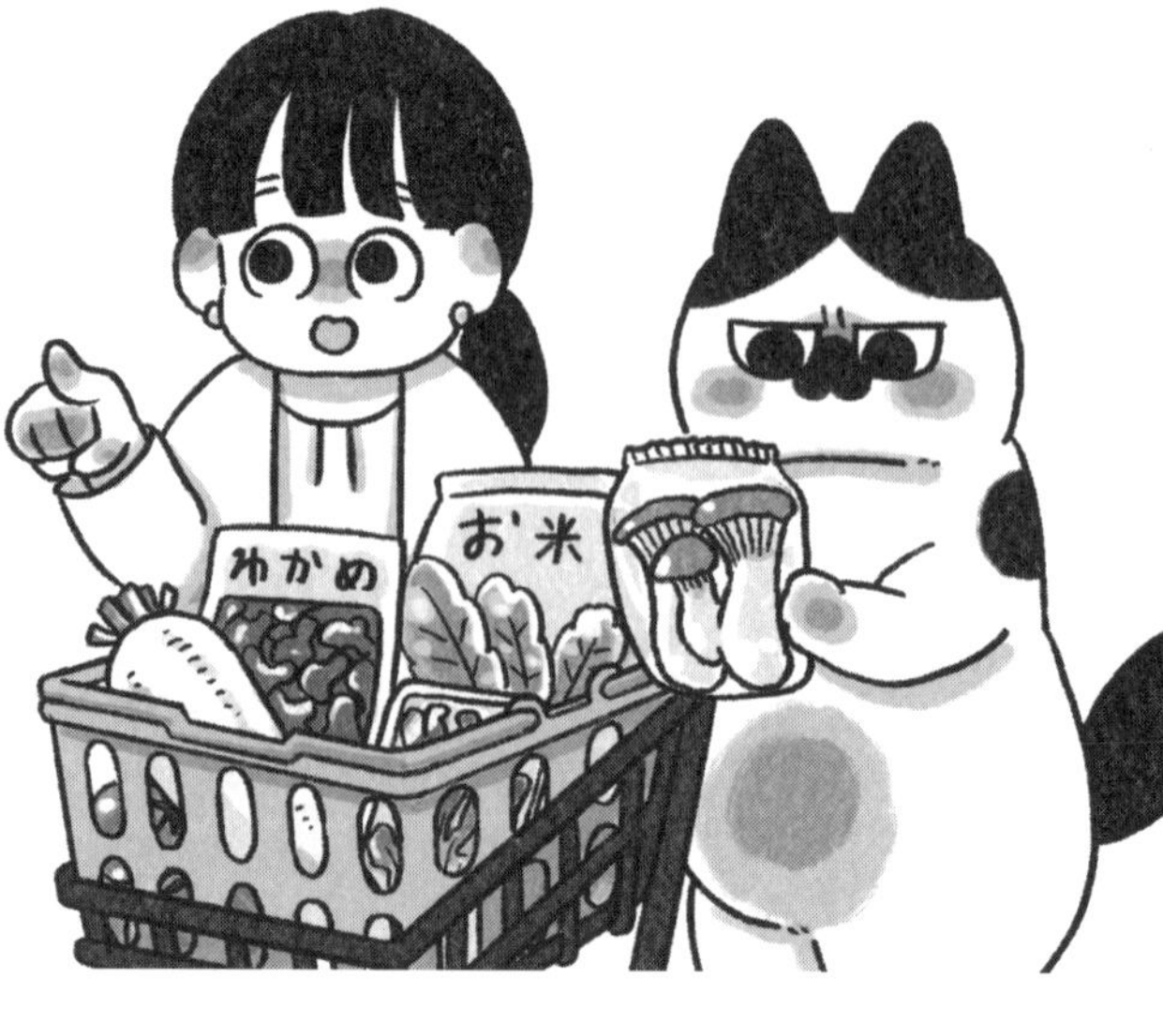

PART.2

3食「米」でもやせるコツ

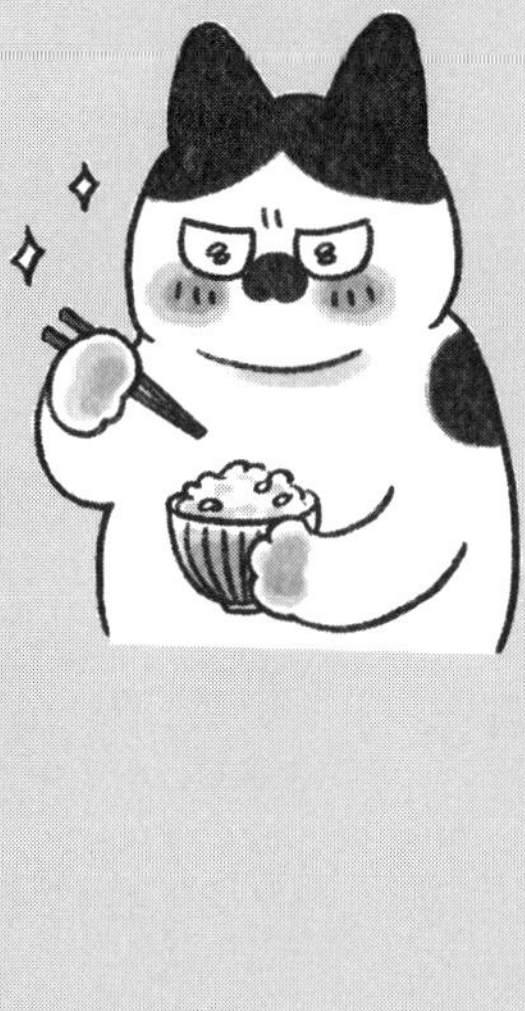

トータルカロリーよりもバランスが大切

しっかり食べてもスリムになれる食事のポイントはバランスです。カロリーばかりを気にしていると、やせるために食べる量をどんどん減らすことになり、大切な栄養まで不足してしまいます。とはいえ、食事量を増やすと太るのでは、と思われるかもしれません。そんな不安を解消していただくため、カロリーだけが問題ではないということをデータでご説明します。

下のグラフは、日本人のカロリー摂取量の推移を示したものです。PART1でもお伝えしたように、現代の摂取カロリーは戦後すぐの食糧難だった時代からほとんど変わっていません。ただ、

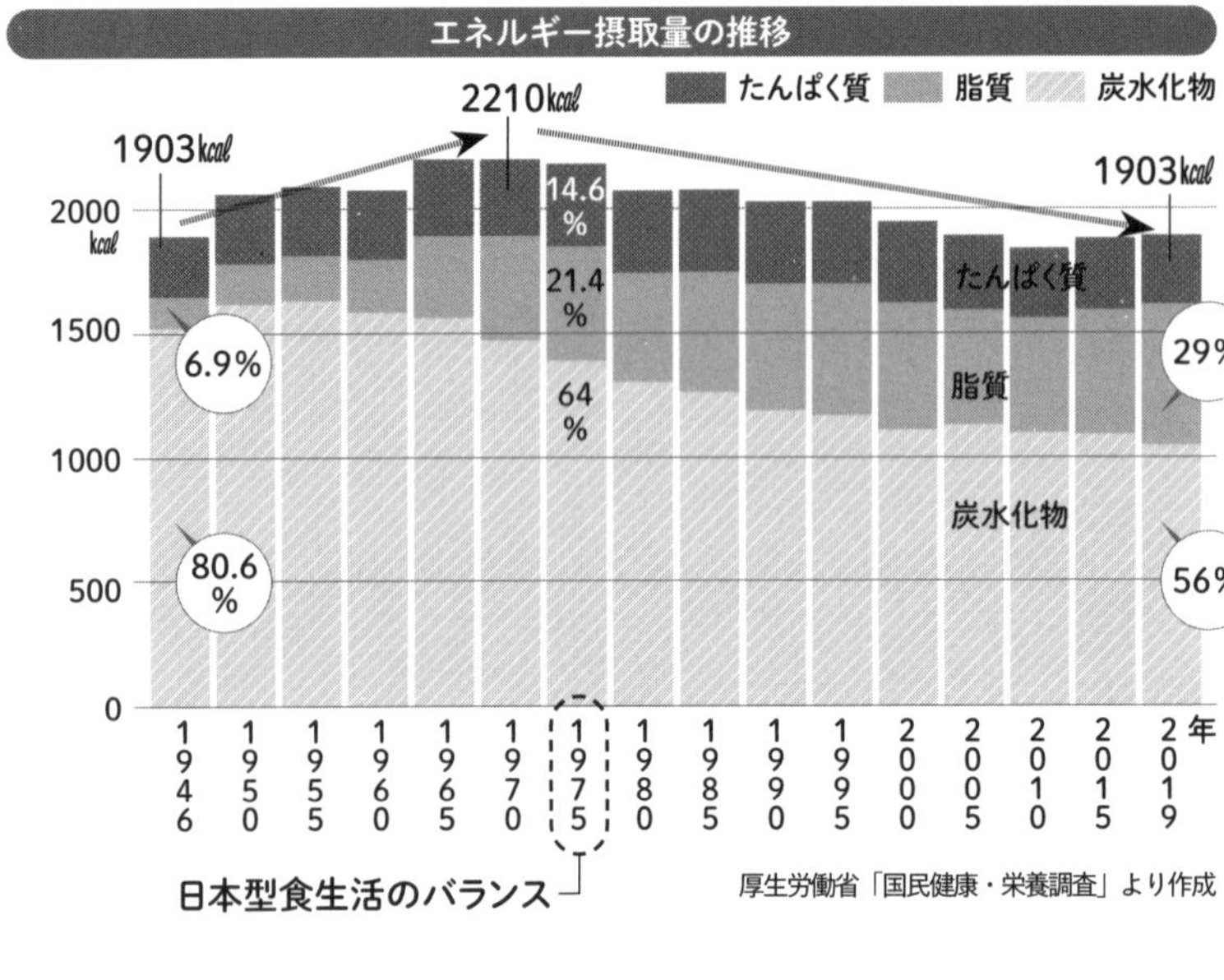

厚生労働省「国民健康・栄養調査」より作成

カロリー摂取量がピークだった高度経済成長期の1970年には、今より300キロカロリー以上も多くとっていました。それでも、現代と比べて肥満の人も糖尿病患者数もずっと少なかったのです。カロリーだけが問題ではないということがおわかりいただけたと思います。

では、バランスはどうでしょうか？　グラフにはたんぱく質・脂質・炭水化物の3大栄養素の摂取割合が示されています。グラフ左端の1946年と右端の2019年を見ると、トータルカロリーは同じでも、栄養バランスがかなり違います。激減しているのは炭水化物で、80％以上から56％にまで減っています。逆に激増しているのは脂質で、約7％から29％と4倍以上になっています。同じカロリーでも栄養バランスが違うと太りやすいのではないかということが考えられますよね。

実は、**食事全体に占める炭水化物の割合が多いと、カロリーは燃えやすくなります。逆に脂質の割合が多いと燃えにくくなるのです。**それなら炭水化物をたくさんとって、脂質をなるべくとらなければいいと思うかもしれませんが、必ずしもそうではありません。脂質は細胞膜やホルモンの材料になっているので、少なすぎると血管が弱くなり、脳出血など血管が破れる病気のリスクが上がります。女性ホルモンが減ると、老化も早くなります。かといって脂質の割合が増えると、今度は血管が詰まりやすくなるので、脳梗塞など血管が詰まる病気のリスクが上がります。栄養はちょうどいいバランスでとることが大切なのです。

理想的とされているのが1975年頃のバランスです。「日本型食生活」として、世界で「健康的な食事」と称されています。日本が世界有数の長寿国になったのは、当時のようなバランスで食べていたからだと考えられます。では、もう少し具体的に、何をどのようなバランスで食べるといいのかについて説明していきます。

スリムになるなら ごはん6割・おかず4割

私たちの体には、食事でとったカロリーを効率的に燃やせる理想的なバランスがあります。「日本人の食事摂取基準」（2020年版）によると、18～49歳の男女は、炭水化物を50～65％、たんぱく質を13～20％、脂質を20～30％の割合でとるとよいとされています。前ページでご紹介した1975年の摂取割合は、まさにこのバランスにあてはまっているのです。そのため、摂取カロリーは多くても肥満が少なかったと考えられます。

　このバランスの細かい数値を覚えるのは大変なので、ざっくり**「ごはん6割・おかず4割」**で覚えておいてください。お弁当箱をイメージして、半分より多めのごはんが入っていて、残りにおか

理想なエネルギーバランス

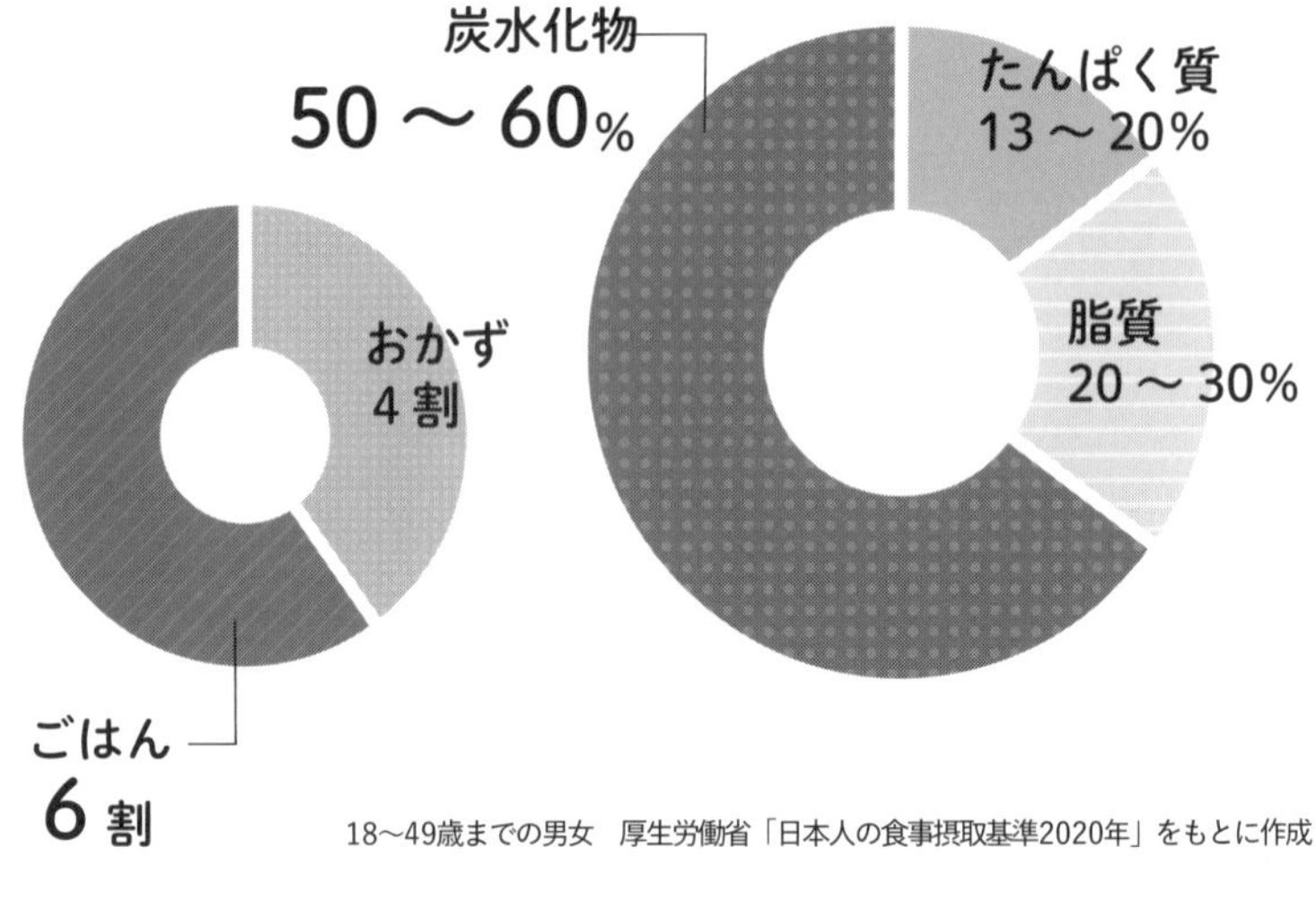

18～49歳までの男女　厚生労働省「日本人の食事摂取基準2020年」をもとに作成

ずが入っている感じです。

おかずが少なくてさみしいと感じる人は、今食べているごはんの量が少なすぎるかもしれません。炭水化物はややしっかりめに食べるほうが、カロリーがよく燃えてやせやすくなります。もちろん、とりすぎると燃えきれなくなっておなかポッコリの原因になりますが、減らしすぎてもカロリーが燃えにくくなっておなかがふにゃっとして締まりのない体になりやすいです。ダイエットのためごはんを軽めにしていた人は、理想的なバランスで食べるようにすると、おなか周りが引き締まってスッキリしていくのを感じられると思います。

また、たんぱく質の割合が意外に少ないと感じるかもしれません。たんぱく質は必要以上にとりすぎると、消化不良を起こして腸内環境を悪化させたり、肝臓や腎臓などの臓器に負担をかけます。たんぱく質のおかずをたくさん食べているという人は、ごはんの量が少なめのことが多いです。ごはんとおかずの割合を今一度、見直してみてください。

脂質の割合は多く見えますが、脂質は1g＝9キロカロリーと高カロリーです。炭水化物やたんぱく質の1g＝4キロカロリーと比べると2倍以上もあるので、摂取量にするとそこまで多いわけではありません。意識しないとあっという間に30％を超えてしまいます。実際、厚生労働省が実施した調査によると、脂質の摂取割合が30％以上の人の割合は、男性で約35％、女性で約44・4％もいるとのことです（国民健康・栄養調査2019年）。そんなに油っこいものばかり食べているつもりはないけど……という人も、気がつかないうちに油をとっているかもしれません。脂質のとり方については後ほど詳しく紹介します。

主食にごはんをおすすめする理由

食事全体の6割を炭水化物からとるなら、主食に何を選ぶかによって、食事のバランスが左右されますよね。炭水化物といえば、ごはん、パン、麺がありますが、この中で特におすすめするのがごはんです。ごはんがすばらしい点はたくさんありますが、主な理由は次の3つです。

①脂質の割合が低い
②よく噛んで食べられる
③おかずに合わせやすい

まず脂質の割合が低いという点について。ごはんの脂質は約2%と非常に低いです。食パンは何も塗らなくても約15%とごはんの約7・5倍の割合で脂質が含まれており、バターやマーガリン、マヨネーズなどを塗ると脂質の割合はぐんと上がります。麺類はラーメンやパスタを選ぶと脂質が

典型的な朝食で比較

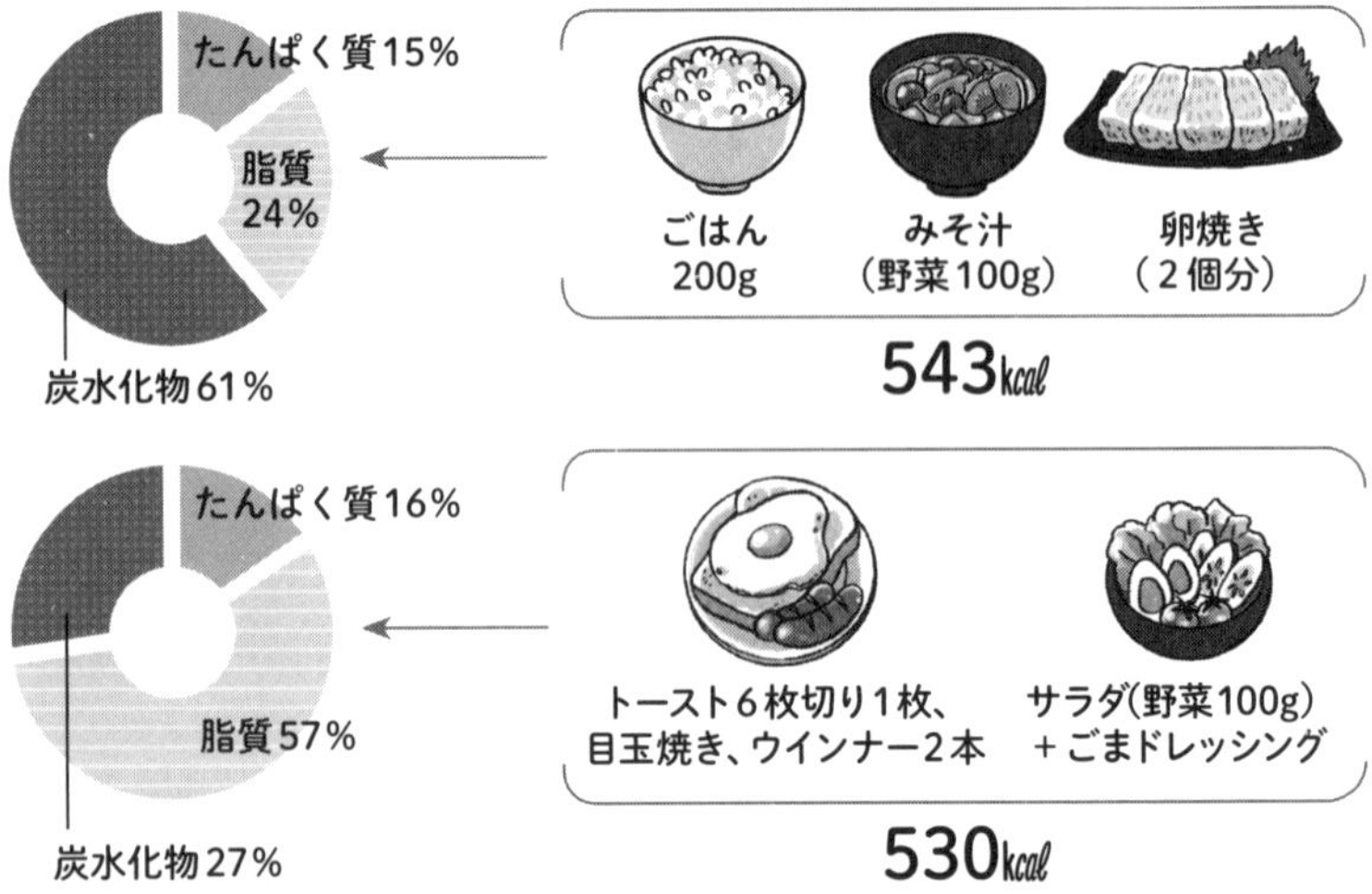

多くなりますよね。さらにパンにはウインナーやチーズ、ラーメンにはバラ肉のチャーシュー、パスタにはベーコンやひき肉のように脂質たっぷりの食品と組み合わせることが多いです。主食から脂質をたくさんとってしまうと、食事に占める脂質の割合が30％を軽く超えてしまいます。

典型的な朝食で脂質の割合を比較してみましょう。主食がごはんの朝食にすると、理想的なカロリーバランスにおさまります。一方、主食をパンにすると、カロリーは和食より低いのですが、炭水化物の割合が減り、脂質の割合が半分を超えてしまいます。乳脂肪が多いチーズやヨーグルトを加えると、さらに脂質の量が増えるのです。イラストのパン朝食が悪いわけではありませんが、脂質の割合が増えると、カロリーが燃えにくくなります。燃えやすいカロリーバランスで食べるなら、パンの頻度を調整したり、脂質をとりすぎないパンの食べ方を工夫することが大切です。

次に、よく噛んで食べられるという点について。ごはんは田んぼで実ったお米を粒のまま食べる粒食なので、よく噛んで食べられます。一方、パンや麺は小麦を製粉したものを加工して作られた粉食です。パンはふわふわしているし、麺はツルツルっと食べられるので、咀嚼は減りやすいです。もちろん、フランスパンや讃岐うどんのように噛み応えがあるパンや麺もありますが、意識しないとごはんほど噛めていないことが多いです。よく噛むほうがやせやすいということはこれまで何度もお伝えしていますよね。

そして、味の主張が控えめなごはんは、和食だけではなく、中華、洋食、エスニックなどさまざまなジャンルのおかずに合います。食事全体のバランスもとりやすいので、理想的なカロリーバランスに近づけて食べやすいです。栄養バランスが気になる人は、主食をごはん中心にして、パンや麺を食べる頻度を調整してみてください。

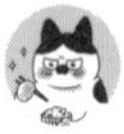

しっかり燃えるごはん量はどれくらい

ごはんをしっかり食べるといい、ということをお伝えすると、「何グラム食べればいいですか?」というご質問を非常に多くいただきます。結論からいうと、ごはんの適量は人それぞれなので、はっきりとお答えすることはできません。というのも、カロリーの必要量は年齢、性別、体格、普段の活動量や生活パターンによって異なりますし、今の食事量をどれくらい代謝できているかによっても変わるためです。ただ、目安となる量がどれくらいかは気になりますよね。そこで、ごはんをどのくらい食べたらよいかを、PART1で紹介した基礎代謝量と推定エネルギー必要量をもとに計算する方法を紹介します。

① 基礎代謝量を計算してください

1日の基礎代謝量(kcal)

=(基礎代謝基準値)×(体重(kg))

※体重は現状維持なら今の体重、減量や増量希望なら目標体重で計算してください

基礎代謝基準値(kcal/kg/日)

年齢	男性	女性	年齢	男性	女性
1~2歳	61.0	59.7	15~17歳	27.0	25.3
3~5歳	54.8	52.2	18~29歳	23.7	22.1
6~7歳	44.3	41.9	30~49歳	22.5	21.9
8~9歳	40.8	38.3	50~64歳	21.8	20.7
10~11歳	37.4	34.8	65~74歳	21.6	20.7
12~14歳	31.0	29.6	75歳以上	21.5	20.7

出典：厚生労働省「日本人の食事摂取基準」(2020年版)

② 推定エネルギー必要量を計算してください

1日に必要な推定カロリー

＝（基礎代謝量）×（身体活動レベル）

身体活動レベル

年齢	Ⅰ（低い）	Ⅱ（普通）	Ⅲ（高い）
18～29歳	1.50	1.75	2.00
30～49歳	1.50	1.75	2.00
50～64歳	1.50	1.75	2.00
65～74歳	1.45	1.70	1.95
75以上歳	1.40	1.65	—

厚生労働省「日本人の食事摂取基準（2020年版）」をもとに作成

身体活動レベルの目安

・Ⅰ（低い）：生活の大半を座って過ごし、静的な活動が中心の場合。動いても15分程度

・Ⅱ（ふつう）：主に座って行う仕事だが、職場内での移動や立って行う作業・接客等、通勤・買い物・家事・軽いスポーツ等のいずれかを含む場合。

・Ⅲ（高い）：移動や立って行うことが多い仕事の従事者。または余暇にスポーツをする等、活発な運動習慣を持っている場合

③ ごはんからとるカロリーを計算してください

ごはんからとるカロリー

＝（1日に必要な推定カロリー）×0.5

※炭水化物の理想的なバランスは約6割ですが、野菜や調味料などにも炭水化物が含まれるため、ごはんからは約5割をとるとして計算します

④ ごはん量を求めます

1日に必要なごはん量

＝（③で求めたごはんからとるカロリー）

÷1.56 ※ごはん1gあたり1.56㎉のため

＝＿＿＿＿＿g（茶碗＿＿＿＿杯）

※お茶碗1杯約150g

いかがでしょうか？　普段食べている量と比べて、多い少ないなどはありましたか？　繰り返しになりますが、上記はあくまで目安量ですので、ご自分のおなかの具合や体調、活動量などによって調整してくださいね。

主食・主菜・副菜のチームワークでスリムに

栄養素の理想的なバランスがわかったところで、今度はより具体的にどのような料理を選べばいいのかについて説明します。バランスよく食べる基本は、主食・主菜・副菜をそろえることです。

■主食…ごはん、パン、麺など炭水化物を多く含む食材。脳、内臓や筋肉などを動かすときのエネルギー源になります。

■主菜…魚、肉、卵、大豆製品などたんぱく質を多く含む食材。骨、筋肉、皮膚、血液など体の材料になります。

■副菜…代謝をサポートしたり、腸内環境を整えたりして、体をスムーズに機能させるために必要です。

栄養バランスのいい献立の基本

副菜

代謝をサポートしたり、腸内環境を整える

ビタミン・ミネラル・食物繊維を多く含む食材
野菜・海藻・きのこなど

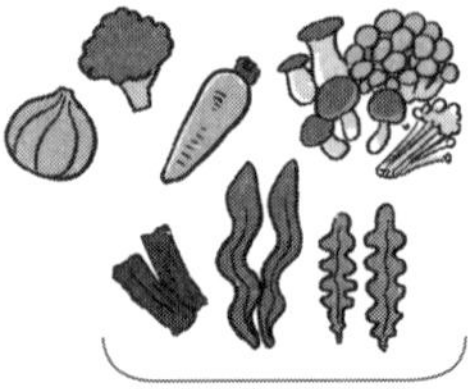

主菜

筋肉・骨・血液など体の材料になる

たんぱく質を多く含む食材
肉・魚・卵・大豆製品など

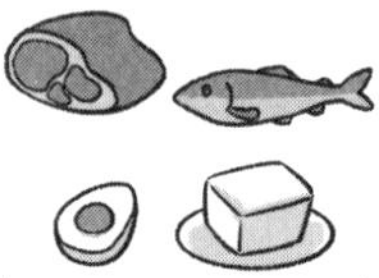

主食

体のエネルギー源

炭水化物を多く含む食材
ごはん・パン・麺など

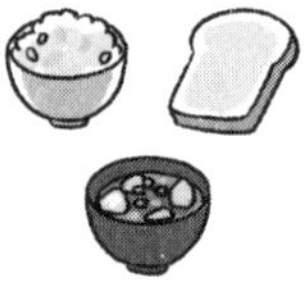

先ほどご紹介したカロリーバランスの中にあった脂質が登場していませんが、脂質は主に主菜からとることが多いです。ただし、メニューによっては主食や副菜に多く含まれることもあります。

主食、主菜、副菜の３つに含まれている栄養素はそれぞれ役割が違うため、毎食、そろえてとることでチームワークを発揮します。主食に多い炭水化物は、主菜に多いたんぱく質から筋肉や血液などを合成する際のエネルギー源にもなるので、主食と主菜はセットでとりましょう。副菜に多いビタミンやミネラルは、炭水化物をエネルギーにしたり、たんぱく質から体の材料を合成するときの代謝を助けてくれるので、やはり主食・主菜とセットでとる必要があります。どれかが大切というよりはどれも大切なのです。

主食は不足すると、とにかく元気が出ません。集中力も下がり、疲れやすくなります。主菜は不足すると筋肉が減って代謝が下がったり、貧血の原因にもなります。髪のパサつきや肌荒れなどの原因になることも。副菜は不足すると、代謝の低下や腸内環境の悪化につながります。余計な糖質、脂質、塩分や尿酸の排出もサポートしているので、慢性的に不足すると、高血糖、高血圧、脂質異常や高尿酸血症になるリスクが上がります。

では、主食・主菜・副菜はどれくらいとればいいのでしょうか。主食のごはんについては前ページでご説明しました。ごはんお茶碗１杯（１５０g）に相当するのは、パンなら6枚切り約１・５枚、うどんやそば、中華麺なら約１玉、乾燥パスタなら約70gほどが目安です。主菜の適量は、１食あたり、指を含まない手の平１枚に来る程度です。肉と魚については厚みも手の平に合わせましょう。副菜は1食あたり生野菜なら両手１杯分、温野菜なら片手１杯分が目安です。

一汁一菜は栄養的にもよいという提案

主食、主菜、副菜をバランスよく食べる理想的な献立は一汁一菜です。料理研究家の土井善晴先生の名著『一汁一菜でよいという提案』で推奨されたこともあり、実践している人も多いのではないでしょうか。一汁一菜にするとおかずの数が減り、食事作りの負担が軽くなるのでとても助かります。ただ、一汁一菜を粗食の提案と思われて「栄養不足になるのではないか」と不安に感じる人もいるかもしれません。そこで、一汁一菜は栄養的にもよいということをお伝えしていきます。

なお、一汁一菜とは、ごはんを中心とした汁と菜（おかず）のことで、原点はごはんと味噌汁と漬物でした。ただ、現代では食生活が豊かになり、

3つの丸

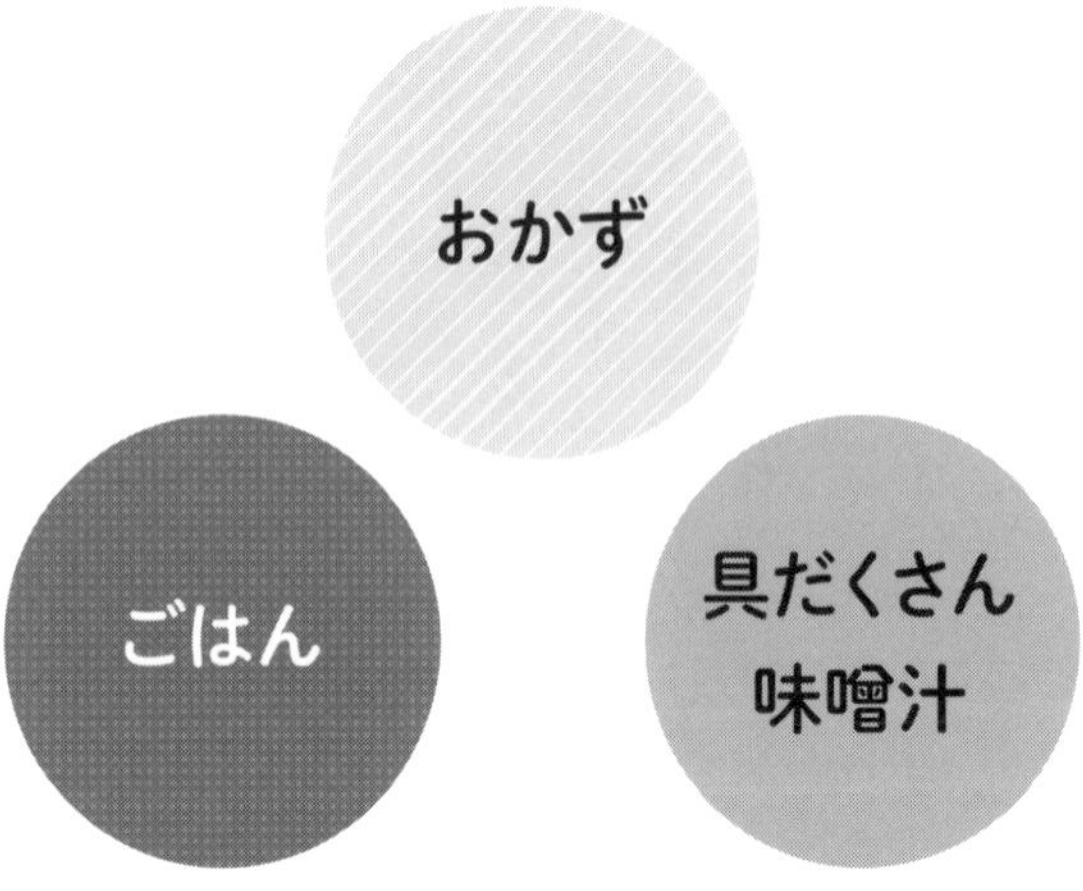

おかずといえば魚・肉・卵・大豆製品など、たんぱく質を多く含む主菜を指すことが一般的になっています。献立を考えるときに、3つの丸をイメージすると簡単です。ごはんと具だくさんの味噌汁とおかずです。ごはんが固定で決まっていると、あとはみそ汁の具とおかずを考えるだけでいいので、献立作りがグッとラクになりますよね。

では、一汁一菜が栄養バランス的にもよいかどうかを、まずはごはんからご説明していきます。

ごはんは炭水化物がメインの食材ではありますが、実はたんぱく質も含んでいます。下のグラフは日本人のたんぱく質摂取の内訳を表したものです。歴史的に**日本人はたんぱく質摂取の多くをお米などの穀物からとってきました。**近年は肉類の摂取量が増えて、穀物の摂取割合を抜きましたが、それでも約5分の1を穀物からとっているのです。魚介類、卵や乳製品よりも多いなんて、意外だと思いませんか？　ごはんをしっかり食べることは

国民1人あたりのたんぱく質摂取の食品群別内訳

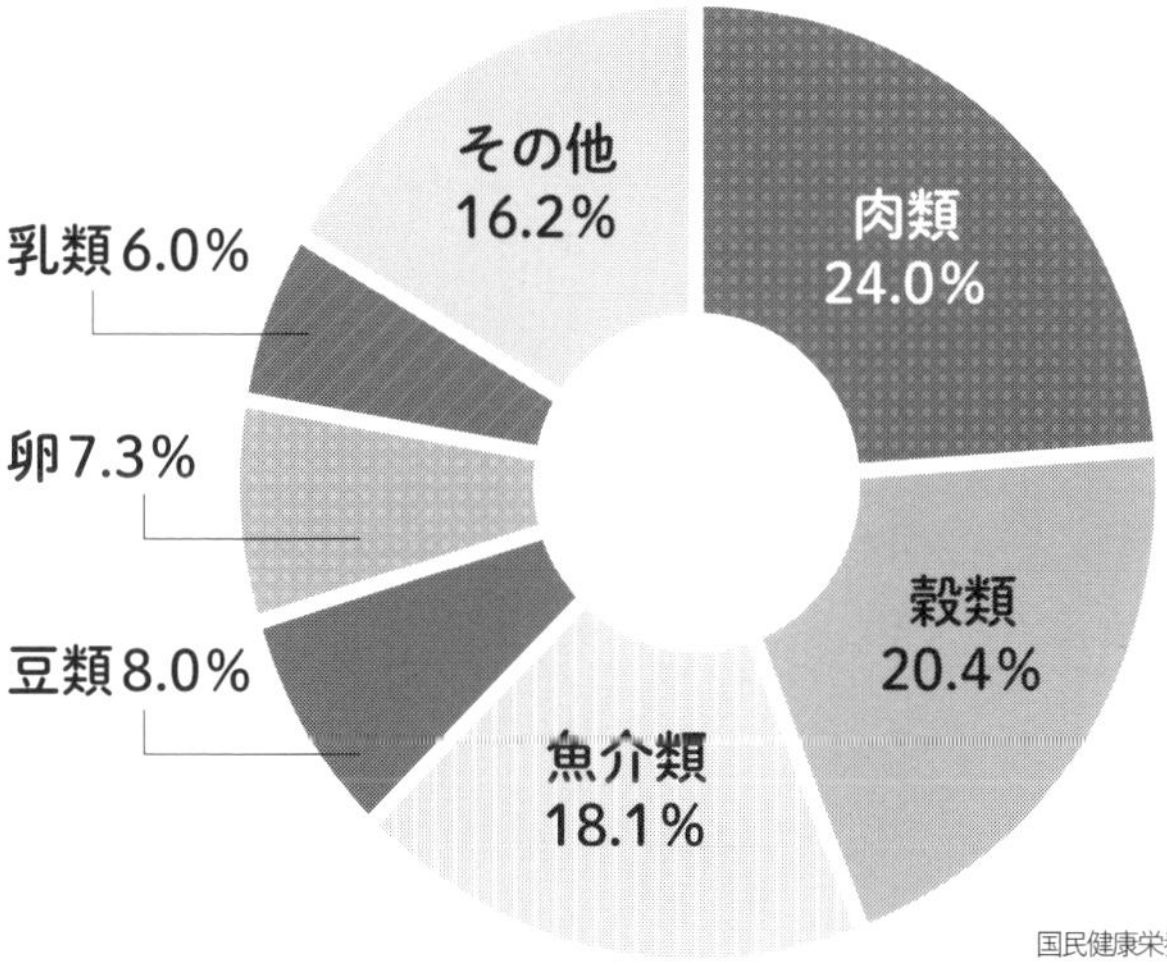

国民健康栄養調査2019年より作成

たんぱく質の摂取を増やすことにもつながります。

さらに**ごはんには、ビタミンB1、B2、カルシウムなど、ビタミンやミネラルも含まれています。ごはんを食べるだけでさまざまな栄養素をとることができるのです。**

次に味噌汁について。汁物はいろいろありますが、味噌は大豆から作られているため、たんぱく質もとることができる優秀なスープです。また、お米に含まれるたんぱく質だけでは不足するリジンというアミノ酸を大豆のたんぱく質が補ってくれるので、お米と大豆の組み合わせは、お米のたんぱく質をレベルアップさせてくれます。さらに発酵の過程で大豆のたんぱく質がアミノ酸にまで分解されていることから、消化・吸収がいい点も魅力です。発酵食品なので腸内環境も整えてくれますし、温かいので代謝も高めてくれます。野菜、海藻、きのこ類など、ビタミン、ミネラル、食物繊維が多い具材をたっぷり入れることもできるため、副菜をもう1品作る手間はいりません。塩分が気になる人もいると思いますが、具が多いと汁の量は少なくても済みますし、副菜を味噌汁だけに絞れば品数が減るため、食事全体からとる塩分量も控えられます。

そして魚、肉、卵や大豆製品を多く含むおかず、メイン料理について。ごはんと味噌汁だけでは不足するたんぱく質を主にとることができます。さらにごはんと味噌汁だけではメニューが単調になりがちですが、おかずは和洋中エスニックなどさまざまなジャンルの料理があり、バリエーションが豊富です。食事の楽しさをアップさせてくれるという役割もありますよね。

一汁一菜が栄養的にもよいことがおわかりいただけたでしょうか。ただ、一汁一菜ではマンネリになりそう……という声が聞こえてきそうです。飽きのこない簡単な献立の立て方はPART4で紹介しますのであわせてご覧ください。

毎日、ごはんと味噌汁じゃなくても大丈夫！

ここまで読まれた方は、「ごはんと味噌汁以外は食べてはいけないの？」と思われたかもしれません。そのようなことは一切ないのでご安心ください。ごはんと味噌汁、そして一汁一菜は、手間なく簡単にバランスよく食べる基本ではありますが、これ以外の食べ方を禁止するわけではありません。外食、年末年始や旅行など、食事量や内容をコントロールできないときや、パンや麺などごはん以外の主食を食べたいときもありますよね。その場合は、日常食と非日常食を分けて考えることをおすすめしています。

日常食とは、**ごはんと味噌汁が中心の一汁一菜。素材も料理もシンプルなものがおすすめです。**エネルギー源、良質な体の材料や代謝を高める栄養素が過不足なくとれるので、コツコツ続けると心も体も整っていきます。

それ以外の食事はすべて非日常食です。例えば、おかずのボリュームが多い外食やテイクアウト食、会席料理やコース料理などのごちそう、パン、麺、粉ものなどの小麦食、便利なインスタント・レトルト・冷凍食品などの加工食品、ファストフード、スイーツや乳製品、スムージーなどの噛まない流動食などを含みます。関西人の私が大好きな、たこ焼き、お好み焼きなどの粉ものも非日常食です。

こういった食事をするときに罪悪感を持ったり、食べることにネガティブな気持ちを感じる人がいますが、そのような必要はありません。食事はどんなときも、おいしく、楽しく食べることが基本です。カロリーや栄養バランスを気にしすぎて食事に「禁止・制限・がまん」を増やすと、ストレスも増えてしまいます。ストレスがあると、自律

日常食

ごはんと味噌汁 × 主菜の食事

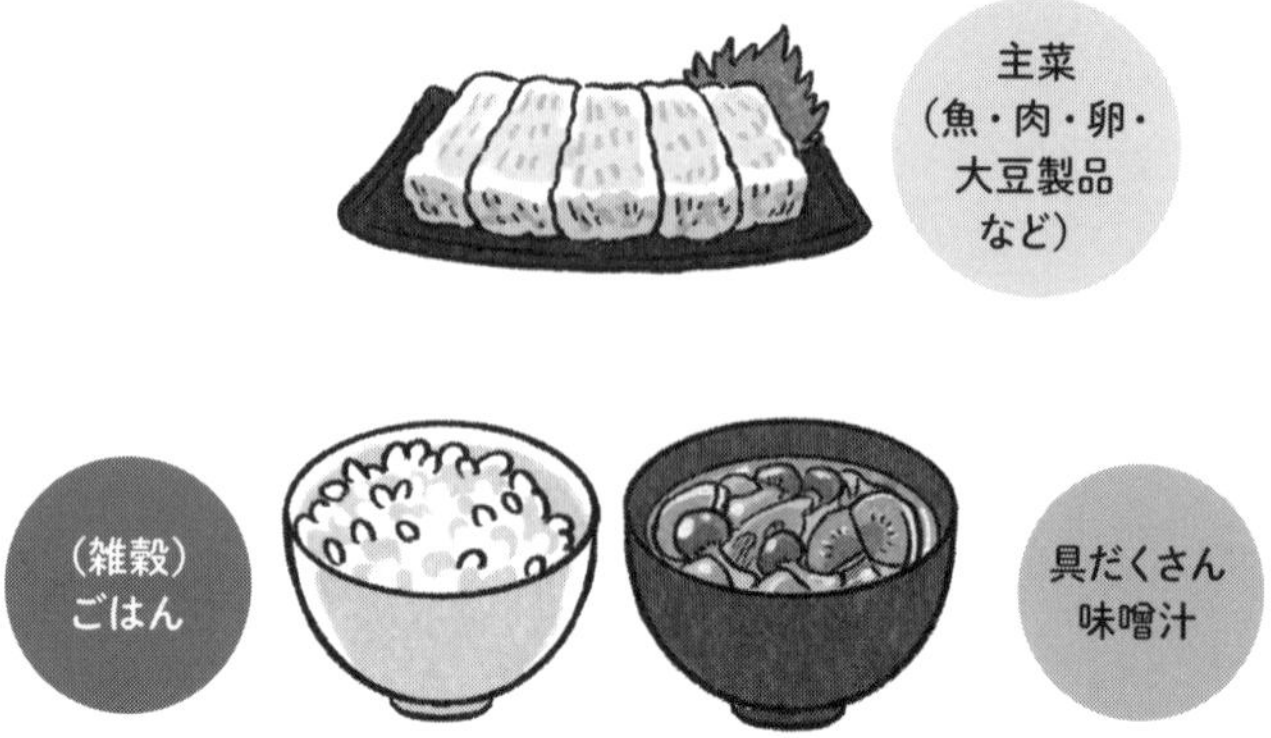
主菜
（魚・肉・卵・
大豆製品
など）
（雑穀）
ごはん
具だくさん
味噌汁

※味噌汁は毎食でなくてもOK

ごはん6：おかず4

非日常食

- ●ごちそう食や外食（おかず中心の食事）
- ●ファストフード
- ●パン・麺などの小麦食
- ●インスタント食品
- ●咀嚼が不要な流動物
（カロリーがある飲みもの、ヨーグルト、ゼリー類など）

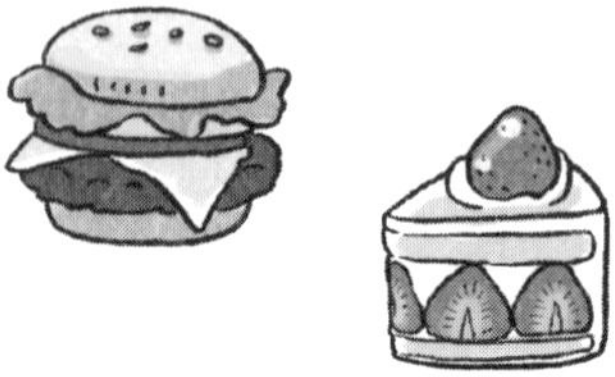

神経のバランスが乱れて食欲コントロールが悪くなったり、代謝が下がって太りやすくなることも。なにより食事を楽しめませんよね。

非日常食はおいしく、楽しくいただきましょう。すると脳にいい刺激が伝わって、胃腸の働きがよくなり、栄養の消化・吸収もよくなるのです。ごちそうをたくさん食べたあとに「あ～、おいしかった！」と幸せな気持ちになったり、スイーツビュッフェのあとに「癒やされた～」と感じたり、レトルト食品を食べて「時間が節約できて助かった」と思うほうがお得です。非日常食は悪い食事ではないので、食べてはいけないものはない、ということを頭に入れておいてください。

大切なのは日常食と非日常食のバランスです。非日常食は悪くないといっても、多すぎると日常食で心と体を整えることが難しくなります。食生活のメインはなるべく日常食にして、非日常食はときどき挟む程度にするのがおすすめです。**普段から日常食で体を整えておくと、多少の食べすぎや飲みすぎがあったとしても、食事を元に戻したときに体も元に戻りやすくなります。**そのことがわかっていれば、「たくさん食べても大丈夫」と安心して非日常食をいただけますよね。

ただ、外食や出張などが多く非日常食の頻度を減らせないという人もいるでしょう。その場合の食べ方や、食べすぎたあとのリセット方法についてはPART3で詳しく紹介しますのであわせてご覧ください。

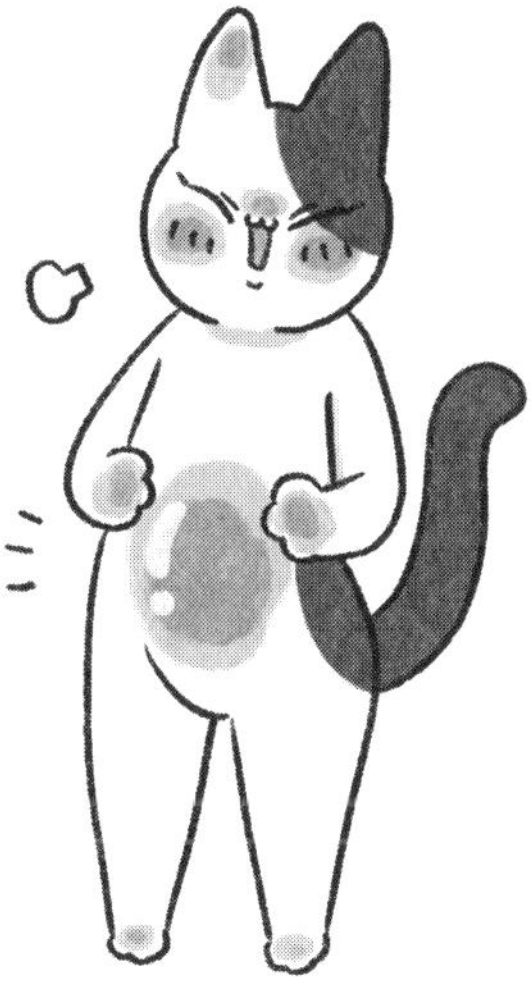

やせやすい3食の配分

スリムになりたい人に意識してほしいのは、朝食、昼食と夕食の配分です。３食の配分でおすすめなのは、朝食１：昼食１：夕食１です。ただし、朝食〜昼食より、昼食〜夕食の間隔のほうが長めになる人は、朝食３：昼食４：夕食３にするのがおすすめです。その理由を説明します。

①代謝量を維持するため

私たちが消費するエネルギーの約６割は基礎代謝だとＰＡＲＴ１でお伝えしました。この基礎代謝は24時間ずっと消費され続けているので、常にエネルギーの補充をする必要があります。毎日規則正しい時間にいつもと同じくらいの量が補充されるとわかれば、体は安心してエネルギーを消費するため、基礎代謝量を高く保つことができます。

ところがエネルギーの補給が止まったり、極端に少ないと、体はエネルギー消費を抑えて、次にエネルギーが入ってくるまで耐えることになるのです。例えば、朝食を抜いたり、食べてもパンとコーヒーだけなどで軽めに済ませると、基礎代謝量が減り、やせにくくなってしまいます。特に**朝食や昼食は活動量が多い日中に食べるので、それぞれ1日の約3分の1量はとるようにしましょう。**夜は活動量がそれほど多くないですが、朝食までに必要な基礎代謝と睡眠中に行う新陳代謝のためのエネルギーが必要です。多すぎると消費しきれずに太りますが、少なすぎると代謝が下がるため、やはり1日の約3分の1量に調整することをおすすめします。

3食の配分

朝食	:	昼食	:	夕食
1	:	1	:	1
3	:	4	:	3

②血糖値を安定させるため

食事量にムラがあると、血糖値が不安定になり処理できる糖の量には限界があるので、炭水化物が多すぎる食事をすると血糖値スパイクが起こりやすくなります。逆に炭水化物を完全に抜くと、そのときは血糖値が上がりませんが、次の食事で血糖値スパイクが起きやすくなるのです。血糖値は急上昇するとインスリンが大量に分泌され、脂肪が増えやすくなってしまいます。また、血糖値スパイクは血管を傷つけて動脈硬化を進行させるので、病気や老化の原因にもなるのです。スリムになりたい、若々しさを保ちたいという人は、ごはんはしっかり3食まんべんなく食べるようにしましょう。

③栄養の消化・吸収をよくするため

食事からとった栄養を効率よく使うには、一度にたくさんではなく、小分けにしてとるほうが効率的です。例えばたんぱく質なら、一度の食事で吸収できる量は約20g程度といわれています。それ以上とったとしても、余った分は脂肪に変わってしまいます。肝臓・腎臓にも負担がかかるため、代謝が下がってさらに太りやすくなるのです。炭水化物も一度にとりすぎると血糖値スパイクを起こしやすくなりますよね。体はドカンと食べるのが苦手です。せっかくとった栄養が脂肪に変わらず、体を元気でキレイにすることに使われるような食べ方を意識してください。

私がこれまで出会ったメタボリックシンドロームのみなさんがしている、よくある食事パターンは、「朝食が少なめ、昼食は少なめから中くらい、夕食がドカンと多め」です。さらに残念なパターンは「朝食抜き」です。このような食事パターンの場合、1日のトータルカロリーは少ないのに、代謝が下がって太りやすくなってしまいます。ドキッとした人は今日から、3食の配分を見直してみてください。

玄米が白米よりいいとは限りません！ 玄米が向いていない人は要注意

「白米は体に悪いから玄米を食べています」という言葉をよく耳にします。確かに玄米は栄養豊富ですが、だからといって白米が体に悪いわけではありません。むしろ白米はとても優秀な食べものですし、玄米は人によっておすすめできない場合もあるので注意が必要です。

■玄米と白米の違い

玄米は稲の実からもみ殻だけを取り除いたもの、白米は玄米からさらに糠や胚芽を取り除いて精米したもので、どちらも同じ「米」という食品です。りんごに例えると皮ごと食べるのが玄米、皮をむいて食べるのが白米になります。りんごの皮をむいたからといって急に悪い食べものに変わるということはありませんよね。それはお米も同じです。カロリーはほぼ同じですし、どちらも炭水化物の割合は90％前後と大きな違いはありません。それでも玄米のほうが健康的なイメージが強い理由は、白米と比較してビタミンB群、カルシウム、マグネシウム、鉄分などのミネラルや食物繊維などの栄養素が多く含まれているためです。豊富なミネラルは代謝を高め、豊富な食物繊維は腸内環境を整えたり、血糖値の急上昇を抑えたり、有害な物質の排出を促してくれます。

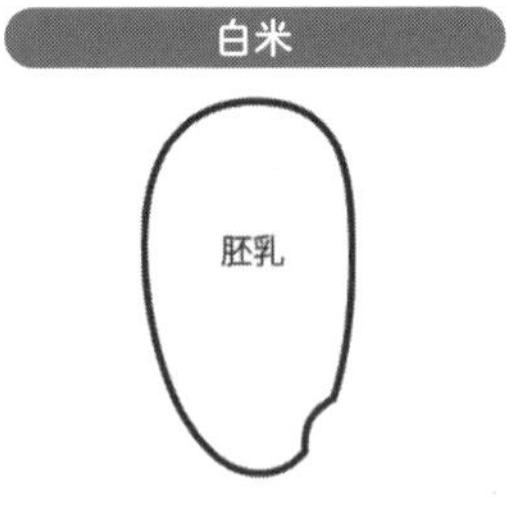

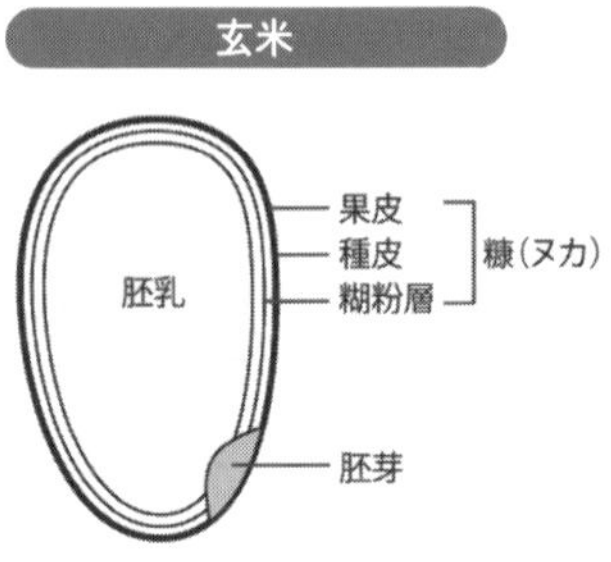

■玄米が向いていない人

魅力の多い玄米ですが、残念ながら以下のような人には向いていません。

①胃腸機能が弱い人

玄米は消化・吸収に負担がかかるので胃腸機能が弱っていると豊富な栄養素をうまく活用できません。貧血で胃腸が弱い人は鉄分をうまく吸収できず、貧血を悪化させてしまうこともあります。

②6歳以下、玄米を食べ慣れていない高齢の人

子どもは胃腸機能の発達が十分ではなく、高齢になると胃腸機能が弱っている人が多いためです。

③早食いの人

玄米の粒をよく噛まずに飲み込むと、消化されずに粒のまま体の外に出ていくことがあります。

④腎臓に疾患がある人や腎機能に不安がある人

体内のミネラル量を調整する働きがある腎臓が弱ると、玄米に含まれるカリウムやリンの量を調整する能力が落ちます。その結果、高カリウム血症や高リン血症になるリスクが高まります。

⑤調理や食事にかける時間を今より増やせない人

玄米は水分をなかなか吸収しないため、浸水させてから炊くまでに時間がかかります。また、粒が硬いのでよく噛んで食べる必要があり、食事時間が長くかかります。

⑥玄米があまり好きではない人

どんなに体にいいものを食べたとしても、ストレスがあると結果が出にくいです。食事の中心であるごはんをおいしくないと感じてしまうと、食事自体が楽しめませんよね。もし、健康のために玄米をしぶしぶ食べているのであれば、無理に玄米から栄養をとらなくてもいいと思います。

さて、あなたは玄米が向いている人でしたか？がまんして食べている人は無理せず白米をおいしくいただくほうがおすすめです。その場合は、おかずからしっかりビタミン、ミネラル、食物繊維をとるようにしてくださいね。

ごはんは「玄米」か「白米」の2択ではなく、続けやすいものを選べばOK

玄米が向いていない人は、白米を食べるしかないのでしょうか？　そんなことはありません。ごはんは玄米か白米の2択ではなく、さまざまな選択肢がありますが、ここでは5つ紹介します。

■ごはんの種類

①分づき米

分づき米は、玄米から糠や胚芽を取り除く際、一部を残しておいたものです。1分づきから9分づきまであり、数字が大きくなるほど白米に近くなります。玄米より栄養は少なくなりますが、その分、食べやすいです。分づき米を食べたい場合は、玄米を好みの分づき米に精米してくれるお米屋さんやコイン精米機を探してみてください。

②胚芽米

玄米から糠を取り除いて胚芽だけ残したものです。白米に近く食べやすいですが、胚芽の栄養をとることができます。

③発芽玄米

玄米を少し発芽させたもので、玄米より旨みが強くてやわらかく、モチモチしていて食べやすいです。さらに発芽させることで酵素が活性化して栄養素が増えるといわれていて、特にGABA（※緊張やストレスなどをやわらげて、脳の興奮をしずめる働きがあるといわれているアミノ酸の一種）が増えることはよく知られていますね。

④酵素玄米（寝かせ玄米）

玄米に小豆と塩を加えて炊いて、3日ほど熟成させたものです。熟成させることで玄米特有のパサパサ感や固さ、においなどがやわらぎ、もちもちした赤飯のような食感を楽しむことができます。

さらに熟成させることによりGABAを含め栄養素が増えるといわれています。ただし酵素玄米は3日間、保温ジャーで熟成させる必要があるので、その間に他のごはんを炊くことができません。1日に1回混ぜるなど、用意するのに時間と手間がかかります。試しに食べてみたい人は酵素玄米のパックごはんを活用してもいいでしょう。

⑤雑穀米

好みのお米に雑穀を混ぜて炊いたものです。雑穀とは、日本で主食として食べられている米や小麦以外の穀物の総称です。代表的なものに、あわ、きび、ひえ、大麦、はとむぎなどがあります。雑穀米を食べるメリットはたくさんありますが、ここでは3つ紹介します。

■雑穀米のメリット

(1)白米と比べてビタミン、ミネラル、食物繊維やファイトケミカルという抗酸化物質をとれる

お米に雑穀を混ぜて炊くだけで、お茶碗から栄養をたっぷりとることができます。小鉢を用意するより手間いらずで簡単です。

(2)さまざまな種類があるので、好みや目的によってブレンドを変えられる

消化のいい雑穀を選べば、小さな子どもから高齢の方まで家族全員が同じごはんを食べることができます。雑穀の種類や特徴については、後ほど詳しく紹介します。

(3)好みのお米に混ぜて炊ける

白米でも玄米でも分づき米でも、お好きなお米をベースにして食べられます。白米をベースにすると食べやすいですし、混ぜる量を調整すれば玄米に勝るとも劣らない栄養たっぷりのごはんをいただけます。

ちなみに私が日常的に食べているのは白米ベースの雑穀米です。食べやすく、栄養も豊富なのでどなたにもおすすめできます。

ごはんをパワーアップさせる雑穀の上手な取り入れ方

主食を雑穀ごはんにするときに知っておくといいのが、いい雑穀の選び方と、雑穀ごはんの炊き方、雑穀ごとの特徴です。

■いい雑穀の選び方

①国産を選ぶ

雑穀は野菜と同じ生鮮食品なので、鮮度が大切です。収穫されてからの時間が長いほど、鮮度が落ちて、栄養も減ってしまいます。遠い異国から旅してきた雑穀よりも、国産品を選ぶといいでしょう。数種類が混ざったブレンド雑穀の場合、一部が外国産のことがあるので、購入時に産地を確認することをおすすめします。

②粒が割れたり、欠けたりしていないものを選ぶ

粒が割れると割れ目から乾燥や酸化が進みます。袋の底に割れた粒や粉がたまっていないか確認しましょう。脱気包装して脱酸素剤が入っているものは、輸送時に粒同士がぶつかって割れにくく、酸化しにくいのでおすすめです。

③水に沈む

鮮度のいい雑穀は重いので、炊く前に水につけると沈みます。プカプカ浮かぶものは鮮度が落ちて乾燥している証拠。炊くとパサパサしたり、酸化臭がしておいしくありません。水に沈むかどうかは購入後しかわからないので、まずは①、②の条件を満たしているものを選び、選んだものの品質を③で確かめてください。

■雑穀ごはんの炊き方

好みのお米1合に対し、大さじ2～3杯の雑穀を混ぜて炊きます。雑穀を加えた分だけ、同量の水を足してください。ただし大麦は非常に吸水率がいいので、加水量は2倍にするとふっくら炊きあがります。

■雑穀ごとの特徴

雑穀にはさまざまな種類があり、味、見た目、食感や栄養などが異なります。野菜にいろいろな種類があるのと同じですね。それぞれの特徴を知っておくと、野菜を好みや目的に合わせて選ぶように雑穀を選ぶことができますよ。

例えば私がよく食べる雑穀は、あわ、きび、ひえ、大麦、はとむぎ、黒米やそばの実などです。あわ、きび、ひえは小粒で食べやすく、栄養価が高いのでどんな人にも向いています。大麦は腸内環境を整え、はとむぎは肌の調子を整え、そばの実は血の巡りをよくする働きがあり、黒米はエイジングケアやデトックス効果が高い雑穀です。目的に合わせて雑穀選びができるよう、82ページに雑穀の種類と特徴についてまとめたので、参考になさってください。

また、数種類の雑穀がミックスされたブレンド雑穀を選ぶ際は、雑穀の種類が多すぎないものを選びましょう。なぜなら、種類が多くなるほど、ご自身の目的に合った雑穀の割合が減ってしまうからです。五穀から、多くても十穀程度のブレンドがおすすめです。ブレンド雑穀の中身を確認して、あなたに必要な栄養がギュッと詰まった、おいしい雑穀を選んでくださいね。

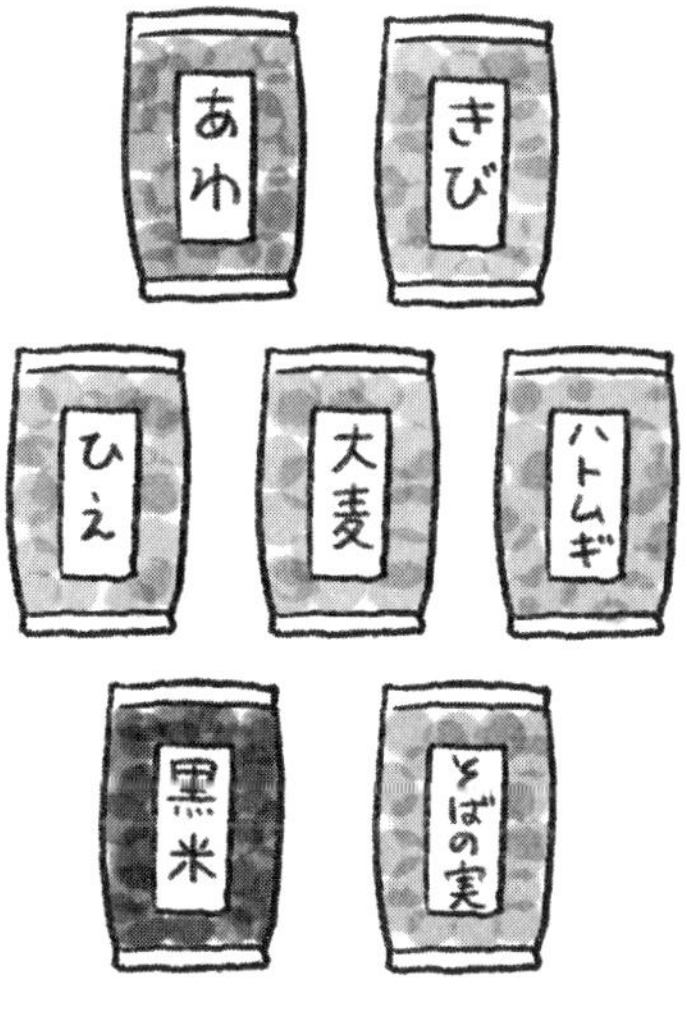

主な雑穀の種類と特徴

雑穀名	特徴	こんな不調に
あわ	ビタミンB群、ナイアシン、パントテン酸、亜鉛、鉄分を含む。肌のターンオーバーを促すパントテン酸が特に豊富な美肌雑穀。鉄分も多いので貧血にもおすすめ。小粒で消化がいいため、離乳後期から食べられます。	しみ、しわ、くすみ、貧血、代謝低下など
きび	脂質代謝を促す亜鉛を含む、代謝アップ雑穀。ポリフェノールが豊富なのでエイジングケアにもおすすめ。小粒で消化がいいため、離乳後期から食べられます。	代謝低下、太りやすさ、老化など
ひえ	「冷えにはひえ」と言われるほど血流改善におすすめな雑穀。ターンオーバーを促進するパントテン酸やマグネシウム、脂質代謝を促す亜鉛、むくみを防ぐカリウムも豊富。小粒で消化がいいため、離乳後期から食べられます。	冷え性、循環不良、しもやけ、肌トラブル、むくみなど
はとむぎ	漢方薬や美容成分としておなじみ「ヨクイニン」の原料。新陳代謝を促す働きがあり、いぼ、ニキビなど肌トラブルにいいとされる美肌雑穀。体全体の代謝も高めてくれます。利尿作用のあるカリウムも豊富なため、デトックス効果があり、むくみ予防にもおすすめ。	肌荒れ、ニキビ、吹き出物、ニキビ跡、代謝低下、むくみなど
大麦	食物繊維は白米の約20倍。不溶性食物繊維に加え、β-グルカンという水溶性食物繊維が豊富。β-グルカンは便をやわらかくしてスルッと出やすくしてくれます。さらに吸収抑制作用があるため、余分な糖、脂肪、塩分などが出ていきやすくなり、血糖値スパイクや肥満予防にもおすすめです。	便秘、下痢、腸内環境の悪化、太りやすさ、血糖値スパイクなど
黒米	古代米とよばれる黒い玄米。黒いのはポリフェノールのアントシアニンを含んでいるから。抗酸化作用が高いのでエイジングケアにもおすすめ。玄米なのでデトックス効果も高いです。その分、消化に負担がかかるので、よく噛んで食べてください。	疲れやすさ、老化など
たかきび	代謝を高めるマグネシウムやビタミンB群が多いので、太りやすさやぽっこりおなかにおすすめ。鉄分や亜鉛も多く、貧血や冷えにも効果を期待できます。ポリフェノールが多く、抗酸化作用もある非常に栄養価が高い雑穀です。	代謝低下、太りやすさ、疲れやすさ、貧血など
そばの実	ポリフェノールのルチンを含む。ルチンは血流をよくする働きがあり、冷えや循環不良の改善に加え、血圧降下の作用も確認されています。マグネシウムやビタミンB群も豊富なため、代謝の低下を防ぎ、新陳代謝を活性化する効果も期待できます。	冷え性、循環不良、しもやけ、高血圧、代謝低下、太りやすさなど

パンや麺を食べるときのポイント

主食にはごはんをおすすめしていますが、私はパンや麺も好きなので食べないわけではありません。ただ、小麦食は非日常食という位置づけなので、ごはんが主食の日常食と比べ、圧倒的に食べる頻度は少なめです。1週間の21食のうち、多くても3割程度です。日常食で体を整えていれば、非日常食を食べるときに、6：4のバランスや栄養のことをそれほど気にする必要はありません。1日から数日スパンで6：4にできればOKです。ただ、食べる頻度が多い場合や、おすすめの食べ方があれば知りたいと思われる人のために、食べ方のポイントを紹介します。66ページを見返しながらお読みください。

①主食・主菜・副菜をそろえる

パンを食べるときは副菜が、麺を食べるときは主菜と副菜が抜けやすいです。パンは総菜パンやサンドイッチを選べばハム、ソーセージ、卵などの主菜はとれますが、野菜などの副菜はレタスやきゅうりがほんの少し入っている程度で、十分な量をとれないことが多いです。菓子パンを選んでしまうと、主菜・副菜はまったくとれません。菓子パンは栄養的にスイーツと同じなので、食事代わりにするのはやめましょう。

麺はざるそばやざるうどんなどを選ぶと主菜や副菜はとれません。ラーメンならチャーシューや煮卵、パスタなら肉や魚介などが入っていますが、副菜は足りないことが多いです。

パンを食べるなら卵や肉、ツナなどの主菜、具だくさんのスープやサラダなどの副菜を意識してとるようにしましょう。副菜はサンドイッチなどにしてパンにはさんでもいいですね。

麺を食べるときは肉、魚、卵などを必ず加え、野菜をトッピングするか、難しい場合は小鉢を添えましょう。外食なら、チャンポン、タンメン、五目焼きそばなどを選ぶと、主菜も副菜も入っているのでおすすめです。

②よく噛んで食べる

パンも麺もごはんと比べると早食いになる傾向があります。ふわふわしたパンやツルッと食べられる麺は、それほど噛まない人が多いです。私も、パンや麺を食べるといつもより短時間で食事が終わってしまうことがよくあります。人気のラーメン店など混んでいる店ならなおさらです。早食いすると脳が満腹を感じにくいため、食べすぎや食後の間食につながります。また胃腸に負担がかかって栄養の消化・吸収が悪くなり、胃がもたれやすいです。そしてなにより、早食いすると味わう時間が減るので、食事の満足度が下がります。食事はおいしく楽しく、味わって食べることが大切です。できる範囲でよく噛んで食べるようにしてください。ただし、ゆっくりすぎると麺が伸びてしまうのでときと場合によりますが。

③質のいいものを選ぶ

パンや麺はごはんと比べて品質の差が大きいです。同じパンでも、大量生産された市販品とデパ地下にあるベーカリーのものでは味も値段も違いますよね。麺も、カップラーメンとこだわりのお店のものだとかなり差があります。市販品もカップラーメンもきちんと作られているのですが、避けられないのは添加物が増えるということです。作ってから食べられるまでに時間がかかるので、品質の劣化を防ぐためにさまざまな工夫がほどこされます。また安価なものはコストを抑えるために、人工的な調味料や添加物などが使わることが多いです。だから食べてはいけないということではありません。そういうものだと知っておくことが大切です。

食品の裏側にある原材料名を見て、ご家庭のキッチンにない原材料がどれほど含まれているのかチェックしてみてください。たくさん書かれている場合は、食べたあとにそれらを代謝するため、体に負担がかかるかもしれません。品質や値段が上がるにつれ、添加物の量や種類は減る傾向にあります。選べるなら質のいいものを選び、体に良質な栄養をとり入れ、負担になるものは控えるに越したことはありません。

これ以外にも、脂質や塩分のとりすぎになるなど、注意点はあります。ただ、はじめにお伝えしたように、パンも麺も非日常食です。食べる回数が少なければ、バランスが乱れても、添加物が入ってきても、体に大きな影響はありません。お食事をどう楽しみたいかによって、主食や食べ方を選択してくださいね。

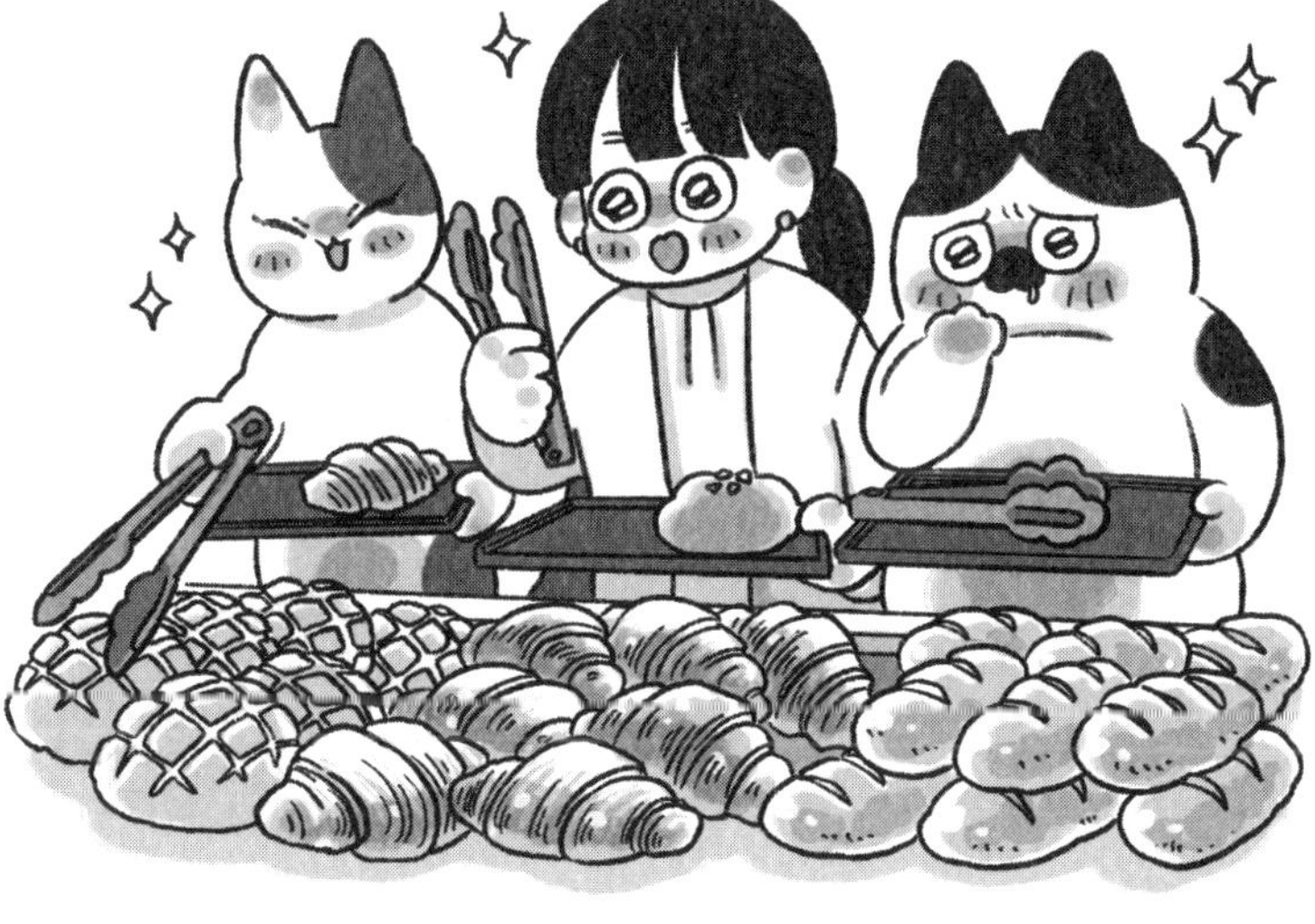

たんぱく質を効率よくとるポイント

主食のとり方がわかったところで、次は主菜に多く含まれているたんぱく質をとるポイントをお伝えします。ポイントを抑えることで、食事からとったたんぱく質がより効率的に消化・吸収されやすくなりますよ。また、ごはん6割：おかず4割だとたんぱく質が足りないのではと、心配する人がいますが、以下をお読みいただくと、おかずは4割で大丈夫ということがおわかりいただけるはずです。

ポイント①適量をとる

筋肉をつけたいからとたんぱく質を必要以上にとる人がいますが、とりすぎには注意が必要です。肝臓や腎臓に負担がかかって代謝が下がりますし、カロリーオーバーになって太る原因にもなるからです。日本人の食事摂取基準（２０２０年版）によると、たんぱく質摂取の推奨量は1日あたり、男性15～64歳は65g、65歳以上は60g、女性15～17歳は55g、18才以上は50gです。体格によって個人差があるので、一般的には「体重1gに対し約1g」といわれています。活動量が多いと必要量も増えますが、どんなに激しい運動をする人でも体重1gに対し2g以上だと、とりすぎです。食材を選ぶ際の参考に、主な食材に含まれているたんぱく質量をご紹介します。

たんぱく質は魚、肉、卵、大豆製品、乳製品以外にも、野菜や穀物などにも含まれます。主菜からだけではなく、主食のごはんや味噌汁からもとれるということを知っておくと、おかずをたくさん食べなくてはいけないという気持ちから解放されます。

食品の食べられる部分に含まれるたんぱく質の量

	100gあたり	含有量（摂取量）
カツオ	25.8g	20.6g（80g）
サケ	22.3g	17.8g（80g）
サバ	20.6g	16.4g（80g）
サバ水煮	20.9g	16.7g（80g）
マグロ赤身	25.4g	20.3g（80g）
鶏肉（むね・皮なし）	23.3g	18.6g（80g）
豚肉（もも赤身）	22.1g	17.7g（80g）
牛肉（もも赤身）	21.3g	17.0g（80g）
かにかま	12.1g	1.7g（2本14g）
焼きちくわ	13.2g	4.0g（1本30g）
卵	12.2g	6.1g（M寸1個50g）
木綿豆腐	7.0g	10.5g（小1P150g）
豆乳（無調整）	3.6g	7.2g（200ml）
味噌	10.3g	2.3g（大さじ1）
牛乳	3.3g	6.6g（200ml）
枝豆	11.5g	8.1g（さやつき150g）
アスパラガス	2.6g	2.1g（80g）
ブロッコリー	5.4g	4.3g（80g）
ごはん	2.5g	4.5g（180g）

出典:日本食品標準成分表（八訂）
※肉や魚の適量は指を含まない手の平1枚程度なので、女性なら60~80g、男性なら80~100g程度が目安ですが、ここでは一律80gとしています。

ポイント②1日の必要量を3回に分けてとる

たんぱく質をたくさんとっても、筋肉合成に使われるのは1食あたり約20g程度といわれています。そのため、1日分をまとめてとるのではなく、3回に分けてとるのがおすすめです。体重50kgの人なら1食あたりの推奨量は約16・7gとなるので、大体20g程度を目安にとるといいでしょう。献立にすると、ごはん180g、お味噌汁1杯に合わせる主菜は、卵＋納豆1パックや、豚もも肉なら約60g、マグロのお刺身なら3切れほどあれば約20gのたんぱく質をとることができます。毎食はとれていなかった、1食にまとめてとっていた、またとりすぎていたという人は、3食に分けて適量をとるように意識してみてください。

ポイント③魚、肉、卵、大豆製品や植物性食品からまんべんなくとる

たんぱく質は20種類のアミノ酸から構成されて

いて、そのうち9種類は体内で合成できないため、食べものからとる必要があります。さまざまな食品をとることでアミノ酸のバランスは整いやすくなるため、魚、肉、卵、大豆製品や、穀物、野菜などからまんべんなくとることが大切です。また、筋力が衰えないようにするためには、動物性たんぱく質と植物性たんぱく質を1：1の割合でとるといいという研究結果もあります。

　たんぱく質といえばサラダチキンなどの動物性たんぱく質、というイメージが強いですが、大豆やお米などの穀物、野菜からとるたんぱく質も意識してみるといいですね。

■プロテインの考え方について

　手軽にたんぱく質がとれると人気のプロテインですが、どうしても食品からたんぱく質をとり切れない場合を除いては積極的におすすめしていません。その理由は、手軽な反面、とりすぎになりやすいためです。プロテインを優先して食事からとるたんぱく質量を減らすと、咀嚼が減り、唾液の分泌量が減り、胃腸の運動が減り、食事を味わって食べる楽しみも減ります。また、朝にプロテインを冷たい飲み物に溶かして飲むと、体が冷え、代謝が下がりやすいです。運動量が非常に多くてたんぱく質の推奨量を食事からとり切れない人や、体調不良などで食事をとるのが難しい人などには必要とされている食品ですが、できるだけ栄養は形のある食べものから優先的にとることをおすすめします。

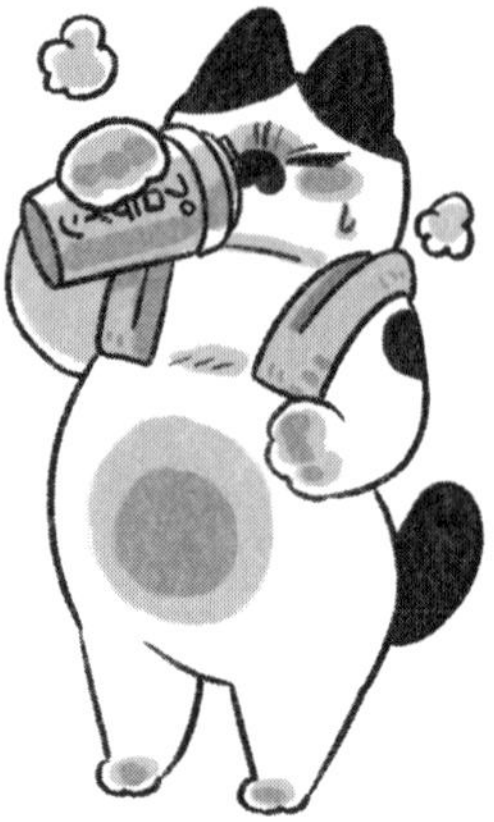

実はとりすぎ？「見えない油」にご用心

ごはん6割：おかず4割の食事をすると、おかずからとる油の量は控えられるので、おかず中心の食事ほど油のことを気にする必要はありません。また油は体に必要な栄養素なので、適度にとる必要はあります。それでも、無意識のうちにとりすぎになりやすいので注意が必要です。

では1食あたりどれくらいの油が適量なのか考えてみましょう。例えば50歳女性の場合、推定エネルギー必要量（32ページ参照）は1日あたり1950キロカロリーなので1食あたりは650キロカロリーです。カロリーが燃えやすい理想的なバランスは、脂質が全体の20〜30％でしたね。ここでは4分の1である25％として計算します。脂質は1gあたり9キロカロリーなので、1食あたりの適量は約18・3gということです。

次にどのような食べものにどれくらい油が入っているかをチェックしてみましょう。油っこい食べものには多く含まれていることはよくご存じだと思いますが、揚げものを避ければ大丈夫とは限りません。油はいろいろな食べものに意外と多く含まれているのです。

厚生労働省の調査によると、調理で使われる油からの摂取量は全体のわずか2割程度。残りの約8割は食材そのものに含まれる油からとっているそうです。この食材そのものに含まれている油は見落とされやすいため、「見えない油」と呼ばれています。ここでは特に「見えない油」が何にどれくらい含まれているのか紹介します。

豚バラ肉、鶏皮、マグロのトロなど、脂質が多い肉や魚を食べると、簡単に1食あたりの脂質量を超えてしまいます。またパン食の場合、食パンにチーズをのせてウインナーソーセージを2本添え、ヨーグルトを食べたら、パンの脂質（6枚切り1枚に約2・5g）を計算に入れなくても適量オーバーです。なお、上記は食材そのものに含まれている油なので、通常はさらに調味油やバター、マヨネーズ、ドレッシングなどが加わります。食事全体を見るとかなり油が多くなるのです。

なんとなく日常的にとりすぎていたという人は、油とのつき合い方を見直してみましょう。毎食、4分の1におさめることが難しい場合は、1日や数日間の数食で調整してもかまいません。昼は揚げものを食べたから夜は煮物であっさりと、というようにメリハリをつけて食べるといいですよ。

ただ、くり返しになりますが、ごはん6割：おかず4割の食事を日常的にしていれば、自然と油のとりすぎは減らせますので、細かいことはあまり気にしなくて大丈夫です。

食品中に含まれる見えない油の量

食品	100gあたり	含有量（摂取量）
牛肩ロース肉	17.4g	13.9g（80g）
豚ロース肉	19.2g	15.4g（80g）
豚バラ肉	35.4g	28.3g（80g）
ひき肉（豚）	17.2g	13.8g（80g）
鶏もも肉（皮つき）	14.2g	11.4g（80g）
鶏皮（もも）	51.6g	20.6g（焼き鳥串1本40g）
ウインナーソーセージ	30.6g	11.0g（2本36g）
ブリ	17.6g	14.1g（1切80g）
サバ	16.8g	13.4g（1切80g）
サバ缶（水煮）	10.7g	5.4g（1/2缶100g）
ツナ缶（油漬）	21.7g	17.4g（1/2缶80g）
マグロ（トロ）	28.3g	22.6g（80g）
牛乳	3.8g	7.6g（200cc）
ヨーグルト	3g	3g（小鉢1杯100g）
チーズ	26g	4.7g（スライスチーズ1枚18g）

出典:日本食品標準成分表（八訂） ※肉や魚の適量は指を含まない手の平1枚程度なので、女性なら60~80g、男性なら80~100g程度が目安ですが、ここでは一律80gとしています。

油すべてが悪者ではない。とるべき油と減らすべき油

油は適量とることが大切とお伝えしましたが、実は必要な油をどのような油からとるかで、体への影響が変わります。大前提としてすべての油は1gあたり9キロカロリーなので、どのような油もとりすぎはよくありません。ただしその中でも**摂取量に注意が必要な油や、逆に摂取量が不足しやすい油があります。**

そこで、ここでは油の種類と特徴、さらにはどんな食べものを増やし、どんな食べものを減らすと油の量を調整できるのかを紹介します。

脂質の種類

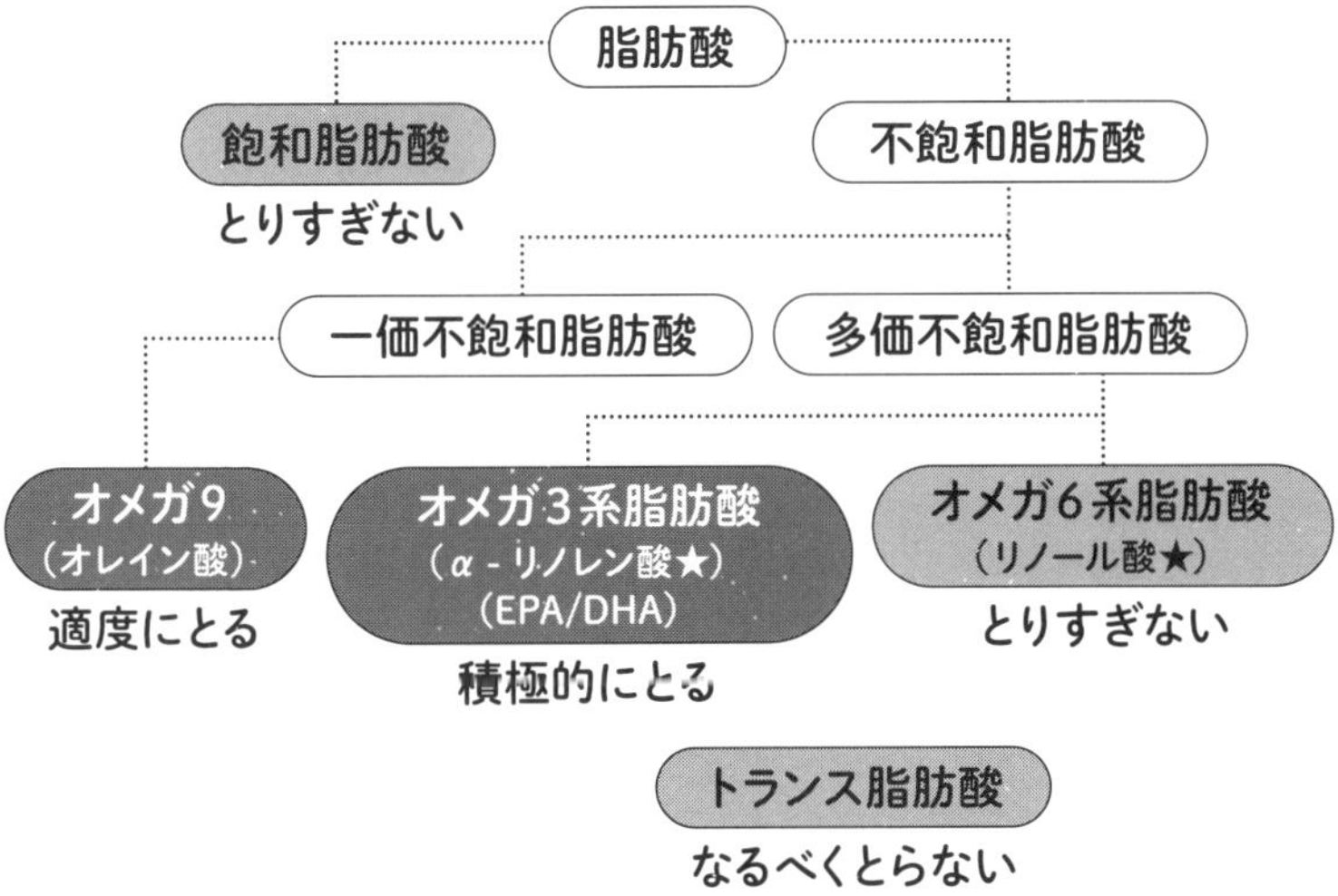

とりすぎないほうがいい油

■飽和脂肪酸

常温で白く固まる脂質。消化にたくさんの熱を必要とするため、代謝に時間がかかります。

・とりすぎると…血液がドロドロになって血管が詰まりやすく、LDLコレステロール値が上がりやすく動脈硬化を進行させます。

・多く含まれている食品…肉の脂、バター、ラード、ココナッツオイル等

【減らし方】

●飽和脂肪酸は肉の脂身に多く含まれるので、白い部分が多い肉を減らすといいでしょう。
また、自宅で調理するときは肉から出てきた油をふき取ったり、グリルで焼いて油を落とすのもおすすめです。

（例）バラ肉・カルビ・霜降り肉
→赤身が多い肉

（例）鶏皮あり→鶏皮なしに

（例）牛豚ミンチ→鶏むねミンチに

（例）ソーセージ、ベーコンなどの
肉加工品を控えめにする

■オメガ6系脂肪酸

体内で作られず、食物からとる必要がある必須脂肪酸です。さまざまな植物油や食品に含まれるため、とりすぎになりやすい脂質。

・とりすぎると…血管が傷つきやすく、体内で炎症を起こしやすいといわれています。傷ついた血管にはコレステロールがたまりやすくなり、動脈硬化、生活習慣病、アレルギー、肥満などの原因になります。

・多く含まれている食品…サラダ油（グレープシードオイル、コーン油など）、大豆油、ごま油（オメガ9系脂肪酸も多く含みます）、加工食品など

【減らし方】

●調理法に注意する
調理油に広く使われているので、調理法を意識してみましょう。一般的に以下の順に油は少なめになるので、揚げもの、炒めものや、油をたっぷり使う焼きものなどは頻度を調整するといいですよ。
天ぷら・フライ＞唐揚げ＞炒めもの＞焼きもの＞煮もの・蒸し物
（例）天丼・カツ丼→親子丼・中華丼

●調理油を変える
自炊の場合は調理油をオリーブ油、なたね（キャノーラ）油や米油にするとオメガ6の割合を減らせます。

適度にとるといい脂質

■オメガ9系脂肪酸

体内で合成できるため積極的にとる必要はありませんが、オメガ6を減らすために調理などで代用するのはおすすめです。

・とりすぎると太るのは他の油と同じなので適量をとりましょう。

・多く含まれている食品…オリーブ油、ひまわり油、べに花油（ハイオレイックタイプ※）、なたね（キャノーラ）油、米油（オメガ6系脂肪酸もやや多く含みます）など

※べに花油は成分の違いによってオメガ6系脂肪酸多く含む「ハイリノールタイプ」とオメガ9系脂肪酸を多く含む「ハイオレイックタイプ」に分けられます。以前は、ハイリノールタイプが主流でしたが、オメガ6系脂肪酸の過剰摂取によるリスクを避けられるよう品種改良されました。現在では、ハイオレイックタイプが広く流通しています。

なるべく控えたほうがいい油

■トランス脂肪酸

植物油に水素を付加して作られた人工的な油。2013年に米国で実質上、使用禁止になったほど代謝されにくく、体に負担がかかる脂質。

・とりすぎると…LDL（悪玉）コレステロールを増やし、HDL（善玉）コレステロールを減らし、動脈硬化、心疾患、肥満やアレルギー性疾患のリスクが高まります。

・多く含まれている食品…マーガリン、ショートニング、ファストスプレッド、一部の植物油脂など

【減らし方】

●原材料名をチェック

日本では食品中のトランス脂肪酸について、表示の義務や濃度に関する基準値はありません。そのため、完全に避けることは難しいですが、原材料名に「マーガリン、ショートニング、ファストスプレッド」との記載があれば、トランス脂肪酸が含まれている可能性が高いです。「植物油脂」は米油や大豆油など植物から採取された油の総称なので、必ずしもトランス脂肪酸とは限りません。ただし、中にはトランス脂肪酸が含まれている場合もあります。

●どのような食品に多いか知っておく

商品による差はありますが、多く含まれているといわれている食品には次のようなものがあります。フライドポテト、クロワッサン、デニッシュ、パイ、ドーナツ、ケーキ、クッキー、チョコレート、アイスクリーム、レトルトカレー、カップラーメン、スナック菓子、マヨネーズなど。

積極的にとりたい脂質

■オメガ3系脂肪酸

体内で作られず、食べものからとる必要のある必須脂肪酸です。血液をサラサラにして血栓ができるのを防ぎ、細胞膜をやわらかくし、炎症を抑え、内臓脂肪をつきにくくする働きがあります。

・理想的な摂取比率はオメガ3：オメガ6＝1：4ですが、実際の摂取割合は1：10〜50といわれるほど不足している人が多いといわれています。

・多く含まれている食品…青魚、ナッツ類、亜麻仁油、えごま油など

【増やし方】

●魚（特に青魚）を食べる頻度を増やす

オメガ3系脂肪酸は主に青魚に多く含まれているので、意識して増やすといいでしょう。肉を食べる頻度が多い人は、魚と肉の頻度を半々にする気持ちで食べるのがおすすめです。お刺身や缶詰でもＯＫです。

・オメガ3系脂肪酸が特に多い魚…まぐろ、ぶり、さんま、さけ、さば、いわし、戻りがつおなど
これら以外でも魚にはオメガ3系脂肪酸が含まれているので、1日に一度は食べるといいですよ。

●間食をくるみにする

くるみはナッツの中でも圧倒的にオメガ3系脂肪酸が多いです。魚を毎日とりたいけれど難しいという場合は間食代わりにくるみを食べると補えます。ただし脂質が多いので、食べる量は1日に大体ひとつかみ程度までにしてくださいね。

●えごま油、亜麻仁油を取り入れる

小さじ1杯で1日分がとれるので取り入れやすいです。納豆、おひたし、総菜やサラダなどにかけて食べてみましょう。熱や光に弱く酸化しやすいため、加熱調理には適していませんが、みそ汁など温かい料理にかける程度なら大丈夫です。なお、開封後は酸化する前に食べ切る必要があるので、小容量のものを購入し、早めに使い切ってくださいね。

野菜は主役より脇役！「野菜中心」はやせにくい

スリムになりたいからと「カット野菜とサラダチキン」などのように「野菜中心」で食べるという話をよく耳にしますが、あまりおすすめではありません。野菜はあくまで副菜であって、ごはんなどの主食や、メインディッシュの主菜を引き立たせる脇役だからです。**野菜を食事の中心にすると太りにくいですが、やせにくくなります。**

その理由はエネルギー不足になって代謝が下がるためです。野菜は低カロリーのため、たくさん食べても必要なカロリーを十分に摂取できません。食物繊維で食後すぐはおなかいっぱいになりますが、それは単に胃が膨れただけなので、胃から食べものが移動するとすぐにおなかがすいてしまいます。低カロリーはヘルシーだと思われがちですが、カロリーは少なすぎるとすぐに燃え尽きてしまうのです。すると体温は上がらず、代謝も上がらず、元気がなくなります。

おなかがすいたらストレスがかかりますし、間食や次の食事のドカ食いにもつながりかねません。体と心を満足させるためには、ゆっくりエネルギーに変わるごはんのような主食が必要です。主食はエネルギーとして燃えると熱を発生させるので体が温まり、代謝が上がって体が元気になりやすいです。また主食の中でもごはんはパンや麺より腹持ちがいいので、食べすぎを控えたい人ほど適量はとりましょう。

また、「野菜とサラダチキン」や「野菜と卵」のように野菜とたんぱく質だけの組み合わせを好んで召し上がる人もいますが、減量が目的だとすればおすすめではありません。体のエネルギーになる主食が入ってこないと、たんぱく質をとっても筋肉などの合成に回されにくくなるからです。エネルギー不足が続くと筋肉が分解されてエネルギーとして使われるので、筋肉が減るだけではなく、たんぱく質を代謝する腎臓に負担をかけてしまいます。筋肉が減ると代謝が下がるので、結果的にやせにくい体になりますよね。

野菜を食べてスリムになるなら、エネルギー源になるごはんなどの主食、体の材料になるたんぱく質がとれる主菜をセットでとりましょう。野菜の主な役割は、主食をエネルギーに変えたり、主菜から筋肉、血液、骨などを合成する代謝をサポートすることです。主食と主菜がそろってこそ力を発揮するので、野菜だけでなんとかしようとするのは無理があります。野菜でおなかを満たして減量しても、食事を元に戻すとリバウンドしてしまいます。すると「食べること＝太ること」という気持ちが強くなって、やせるためには「食べてはいけない」「野菜中心にしなくては」という考えから抜け出せなくなるのです。その結果、やせてはリバウンドを繰り返し、代謝が下がってさらにやせにくくなってしまいます。

野菜を食べること自体は代謝を上げるうえでとても大切ですが、主役ではなく脇役だということを覚えておいてください。食べすぎることでおなかを膨らませてしまい、他に必要な食べものが減ってしまってはかえって代謝が下がります。野菜はおかず4割の中におさめて、さらにたんぱく質のおかずと合わせてバランスよくとるようにしてくださいね。

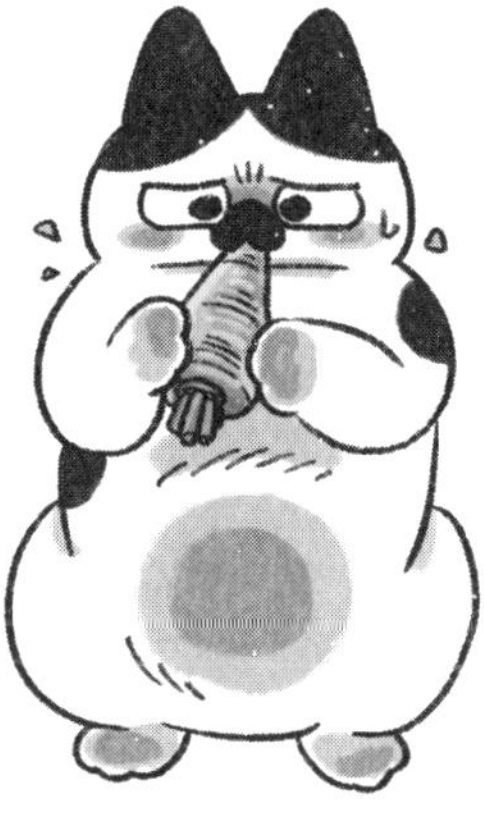

野菜は色の濃いものも選びましょう

野菜をたっぷりとってバランスよく食べようと意識するとき、野菜のバランスも意識していますか？　野菜には大きく分けて緑黄色野菜と淡色野菜があり、全体の3分の1以上は緑黄色野菜からとるのが理想とされています。

緑黄色野菜とは、食べられる部分100gあたりのカロテン含有量が600マイクログラム以上の野菜です。カロテンとは、活性酸素を減らし、老化を抑える抗酸化作用がある栄養素のこと。さらに緑黄色野菜にはビタミンC、ビタミンKや葉酸などのビタミン類、カリウムなどのミネラル、食物繊維も豊富に含まれています。栄養がギュッと詰まっているので積極的にとりましょう。

■**主な緑黄色野菜**…にんじん、小松菜、ほうれんそう、ブロッコリー、にら、いんげん、トマト※1、ピーマン※1、オクラ、かぼちゃなど

淡色野菜とは緑黄色野菜以外の野菜類のこと。食物繊維、ビタミンC、カリウム・マグネシウムなどのミネラルを豊富に含んでいるものが多く、味が淡白で食べやすいです。緑黄色野菜だけではとりきれなかった分は淡色野菜で補いましょう。

■**主な淡色野菜**…たまねぎ、キャベツ、白菜、大根※2、かぶ※2、レタス、きゅうり、なす、もやし、ごぼう、れんこんなど

野菜（ここでは海藻、きのこ類も含みます）の1食あたりの適量は生野菜なら両手1杯分、温野菜なら片手1杯分が目安です。重さに換算すると1日に約350g、つまり約120gは緑黄色野菜からとればいいということになります。

※1トマトやピーマンなどは、可食部100gあたりのカロテン含量が600μg未満ですが、食べる回数や量が多いため、緑黄色野菜に分類されています。
※2根の部分は淡色野菜ですが、葉の部分は緑黄色野菜です。

野菜を意識してとろうとすると、サラダばかり選びがちですが、緑黄色野菜は主に加熱して食べる野菜が多いです。野菜の大半をキャベツやレタスなどの淡色野菜からとっていた人は、加熱野菜を増やしてみましょう。味噌汁、温野菜、おひたし、煮もの、炒めものなど、いろいろな食べ方ができますよね。野菜は加熱するとカサが減ってたくさんの量を食べやすいです。さらに緑黄色野菜を選べば、1皿分の野菜からより多くの栄養素をとることができますよ。

（例）

●せん切りキャベツ（カットキャベツ2分の1袋・75g）…エネルギー約17キロカロリー、食物繊維1・4g、β-カロテン18マイクログラム

●ほうれんそうのおひたし（小鉢1個・70g）…エネルギー15キロカロリー、食物繊維2・5g、β-カロテン3800マイクログラム

●ゆでブロッコリー（小鉢1個・80g）…エネルギー24キロカロリー、食物繊維3・4g、β-カロテン660マイクログラム

参考：日本食品標準成分表（八訂）

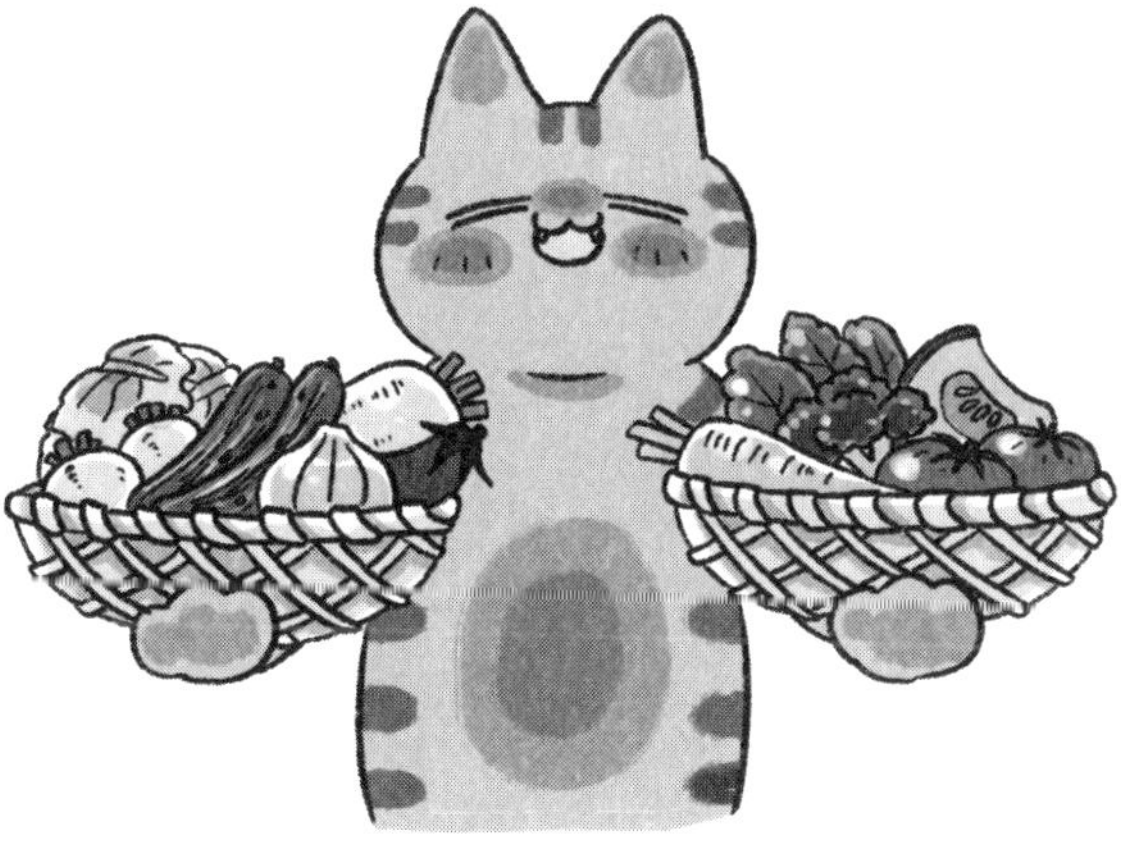

よく噛む食事で燃やせる体に

同じものを食べていても、やせやすい人とやせにくい人がいます。その理由の一つが「よく噛んでいるかどうか」によるものです。早食いの人はもちろん、早食いではなくてもスマホやテレビのながら食いが習慣になっている人は、あまり噛んでいない傾向があります。**よく噛むとやせやすくなるだけではなくさまざまな美容、健康効果があるので紹介します。**

メリット①：消費カロリーが増える

PART1でも紹介しましたが、食事をとることはカロリー消費になります。食事を消化・吸収する過程で消費される食事誘発性熱産生（DIT）というカロリーは、ゆっくり食べるほど大きいとされています。東京工業大学大学院社会理工学研究所の林直亨教授らの研究※によると、300キロカロリーのブロック状の食品をできるだけ急いで食べたときと、塊がなくなるまでよく噛んで食べたときでは、食後90分間の消費カロリーに25倍以上の差があったということです。

メリット②：血糖値の上昇を抑えられる

ごはんなどの主食をよく噛むと、唾液に含まれるアミラーゼがでんぷんを糖に分解するので「甘い」と感じます。すると脳は「糖が入ってきた」と察知して早めに適量のインスリンを分泌するため、血糖値が急上昇しにくくなるのです。インスリンは大量分泌されると脂肪の合成を促しますが、インスリンの分泌量が適量で抑えられれば肥満の予防になります。

メリット③：食べすぎを防げる

よく噛んで食べると脳の満腹中枢を刺激するので、適量で満腹だと感じやすくなります。また、しっかり咀嚼された食べものは消化・吸収されや

※参考／東京工業大学　“ゆっくり食べると食後のエネルギー消費量が増えることを発見“
2014.05.09,https://www.titech.ac.jp/news/2014/027599（参照2024.9.24）

すいため、体が満足して食べすぎや間食を防げます。

メリット④：アンチエイジングになる

よく噛むとたくさん分泌される唾液には、若返りを促す物質が含まれています。その物質は骨や筋肉の発達を促したり、肌や髪を若々しく保つ働きがあるのです。噛むだけで体の中から天然の美容液が出てくるなんてうれしいですよね。

メリット⑤：顔の引き締め効果がある

よく噛むと口の周りや舌の筋肉がよく動きます。すると小顔エクササイズしているような効果があり、あごやフェイスラインの引き締め、頬のたるみ防止につながるのです。首から上の血流もよくなるので、血色がよくなったり、むくみが取れてすっきりしやすくもなります。

よく噛むメリットはわかったけど、つい早食いになってしまうという方は、次のポイントを意識してください。

①一口目は少なめの量を口に入れて、食べものの形がなくなるまで噛む。
②食べものが口の中に広がったら、のみ込む前に舌を動かして食べものを口の中央に集めてさらにもう一度噛む。
③汁ものや飲みもので食べものを流し込まないようにする。
④ながら食いをしない。

さらに背筋を伸ばして座り、左右の奥歯で均等に噛むといいですよ。よく噛んでカロリーを燃やし、引き締まった体と若々しさを保ちましょう！

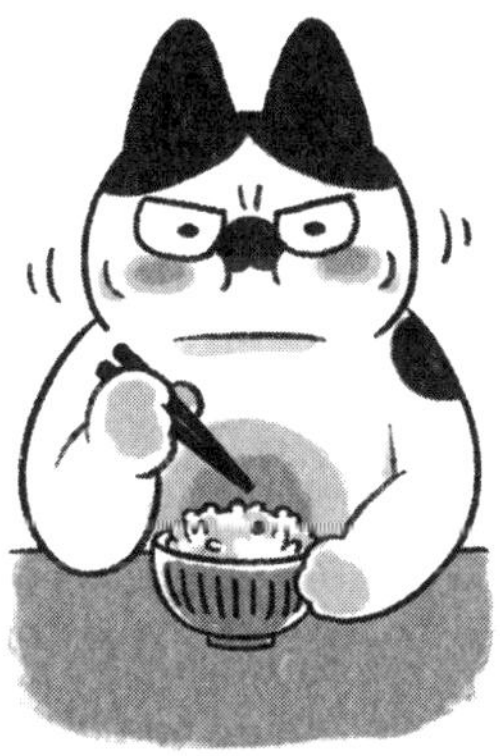

COLUMN.1

いい体重の増やし方

体重は軽ければ軽いほどいいと思われがちですが、必ずしもそうではありません。というのも、体の中の大切な組織は重いからです。体重の内訳を重い順に並べると、骨＞筋肉＞水分＞脂肪＞老廃物。骨、筋肉や水分が増えると体重は重くなりますが、体が引き締まり、きれいなボディラインになります。

体重を軽くすることばかりに目を向けると、骨、筋肉や水分が減って、健康的な美しさから遠ざかってしまいます。スリムな体を目指すときは、体重だけではなく、必ずおなか周りをチェックしましょう。おなか周りとはウエストよりやや下にある、おへそ周りの腹囲のこと。内臓脂肪はここにつきやすいので、脂肪が増えるとサイズが増えていきます。脂肪は軽いので減っても体重への影響は少ないのですが、体積が大きいので腹囲への影響が大きいのです。

ダイエットして体重は減ったのにおなか周りが増えているとすれば、骨、筋肉、水分は減っているのに、脂肪はあまり減っていない可能性があります。そのようなやせ方はしたくないですよね。逆に、体重は増えたけれどおなか周りが減っているとすれば、筋肉が増えてズッシリ重くなったけれど、脂肪は減って体が引き締まっているということ。こんな体重の増え方なら、うれしいのではないでしょうか。体重は人に言わないかぎりバレません。体重は増えたのに「やせた？」といわれる体を目指しましょう。そのためには、しっかり食べてくださいね。

体重よりも見た目を重視

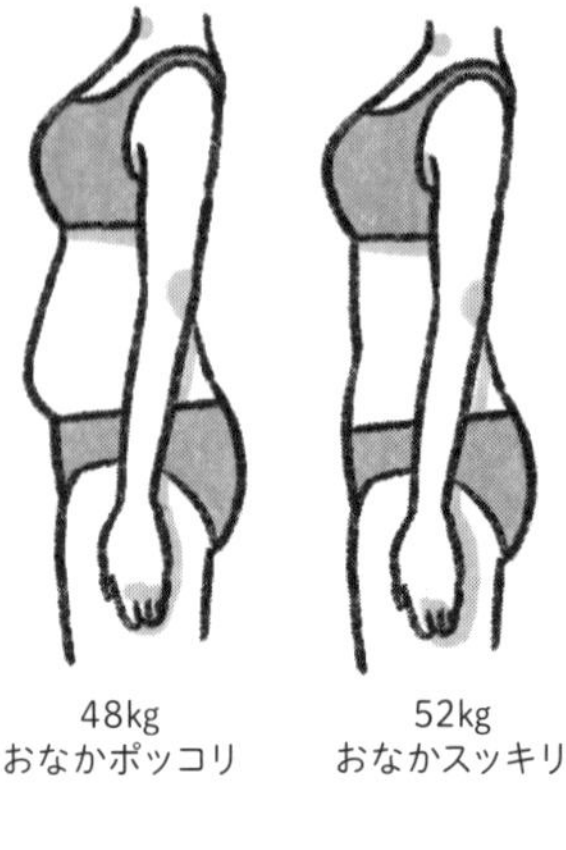

PART.3

残業後、イベント、甘いもの…
こんなときはどう食べる？

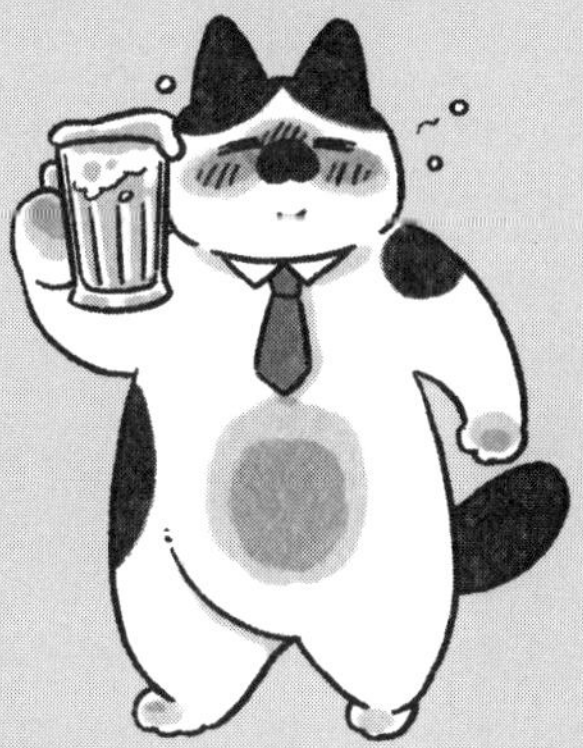

夕食が遅い人におすすめの食べ方

仕事などで夕食が遅い人から「夜遅くに食べると太りそうで心配です」「どのように食べればいいですか」と、よく質問されます。確かに夜遅い時間の食事は次の理由で太りやすくなります。

■睡眠ホルモンの影響で脂肪が増えやすいため

朝起きてから14時間をすぎるとメラトニンという睡眠を促すホルモンが分泌され、代謝が低下して睡眠モードに切り替わります。この時間帯に食べた炭水化物や脂質はエネルギーとして使われにくく、脂肪として蓄積されやすくなります。

■未消化の食べものが睡眠の質を下げるため

食事から就寝までの時間が短いので、食べすぎたり油の多い食事をすると、睡眠中に胃腸が消化で忙しくなり、内臓が休まらずに眠りが浅くなります。本来なら夜に活発になる新陳代謝もあと回しになるため、代謝が低下してしまいます。

これらを防ぐためには次のような食べ方がおすすめです。

①分食する

「分食」とは、食事を2回に分けて食べることです。具体的には、夕方頃におにぎりなどを食べて、遅い時間には、夕方に食べた分だけごはんを減らして食べます。早めの時間にごはんの一部を食べておくことで、太りやすい時間の食事量を減らすことができます。また何も食べない時間を短くできるので、エネルギー不足による代謝の低下や、夕食時の血糖値スパイクを防ぐという点でも効果的です。

②分食できない場合は朝昼しっかり、夜は軽め

分食が難しい場合は、夕食で食べすぎないことが大切です。そのため、朝食と昼食をしっかり食べ、夕食の配分を控えめにしましょう。夕食時間にもよりますが、例えば朝食4：昼食4：夕食2ぐらいのイメージです。夕食が遅い人は夕食量が多くなる傾向がありますが、その結果、朝食を軽めにしたり、欠食したりするとさらに代謝が下がります。活動量が多い日中のカロリー摂取を増やして、夜を軽めにすることを意識しましょう。

③油を少なめにする

油は消化に時間がかかりますし、夜遅くは脂肪になりやすいです。そのため、夜遅い日は次のことを意識して油を控えめにしましょう。

◎主食をごはんにする。
◎おかずは揚げもの、炒めものより油控えめな焼きもの、煮ものや蒸しものを選ぶ。
◎脂質が多いバラ肉などジューシーな肉は避け、鶏胸肉、ささみ、白身魚や豆腐などを選ぶ。
◎副菜はサラダ＋ドレッシングやマヨネーズより、油が控えめな野菜入り味噌汁、おひたし、煮ものなどにする。

④よく噛んで食べる

よく噛むと脳が満腹を感じやすくなるので、食べすぎを防げます。また、消化・吸収もスムーズになるため、寝ている間の胃腸への負担を減らせます。さらに血糖値の急上昇も抑えられます。

⑤抜かずに食べる

空腹のまま寝てしまうと、脳が覚醒して睡眠の質が下がります。また基礎代謝や新陳代謝に必要なエネルギーが不足するため、代謝が下がってしまうのです。さらに翌朝、食事をしたときに反動で血糖値が急上昇しやすくもなります。

以上のことから、夜遅く食べるのにおすすめなのは「ごはんと具だくさんの味噌汁」です。ごはんは分食で早めに食べられるなら夜遅くは抜いてもかまいません。メインは豆腐や半熟卵などを味噌汁に入れてもいいし、納豆、脂身の少ない肉や魚などを加えた一汁一菜でもＯＫです。

食事時間がとれないときは補食で栄養チャージ

外出や仕事などで食事をする時間がとれないとき、あきらめて抜いたりしていませんか？　何も食べない時間が8時間を超えると代謝が下がりやすくなりますし、次の食事をとったときに太りやすくなります。何より食事を抜くと、おなかがすいてつらいですよね。もし、あらかじめ十分な食事時間がとれないとわかっている場合は、以下のような対策がおすすめです。

①補食を用意しておく

補食とは、食事でとり切れない栄養を補う軽食のこと。ゆっくり食べる時間はないけれど、さっと口にする程度ならできそうというときは、おやつではなく、栄養がとれる補食を用意しておきましょう。おすすめはおにぎりです。よく噛んで食べるとゆっくり消化・吸収されて、体にエネルギーを与えてくれます。

それ以外におすすめの補食は、なるべく素材の形がわかるもの、添加物や人工甘味料が少ないものです。

(例) ゆで卵、バナナ、カットフルーツ、甘栗、焼きいも、ナッツ、小魚アーモンド、海藻スナックなど

ドライフルーツや干しいもは長期保存できて便利ですが、乾燥してかさが減っている分、食べすぎになりやすいのでご注意ください。

②前後の食事量を調整する

補食をとるのが難しい場合は、前後の食事量を調整しましょう。例えば昼食を食べる時間がなさそうなら、朝食のボリュームを全体的に増やして

おきます。量の調整に加えて、例えば生卵を卵焼きやスクランブルエッグなど油を使った料理に変えるのもおすすめです。油を加えると消化に時間がかかり、腹持ちがよくなります。昼食がとれなかった場合は夕食量を増やしてもいいですが、夕食が遅くなる場合は夜遅くにたくさん食べると太りやすくなるのでご注意ください。

③食事時間を調整する

時間をずらして食べることもおすすめです。例えば昼食を食べられない場合は、いつもより朝食を遅くする、夕食を早くするといった調整をすると、何も食べない時間を短くできます。

①をメインに、②③を組み合わせると、食事を抜いて代謝が下がるのを抑えられます。急な予定変更などで調整が難しい場合を除いて、なるべく栄養摂取が減りすぎないように意識してください。

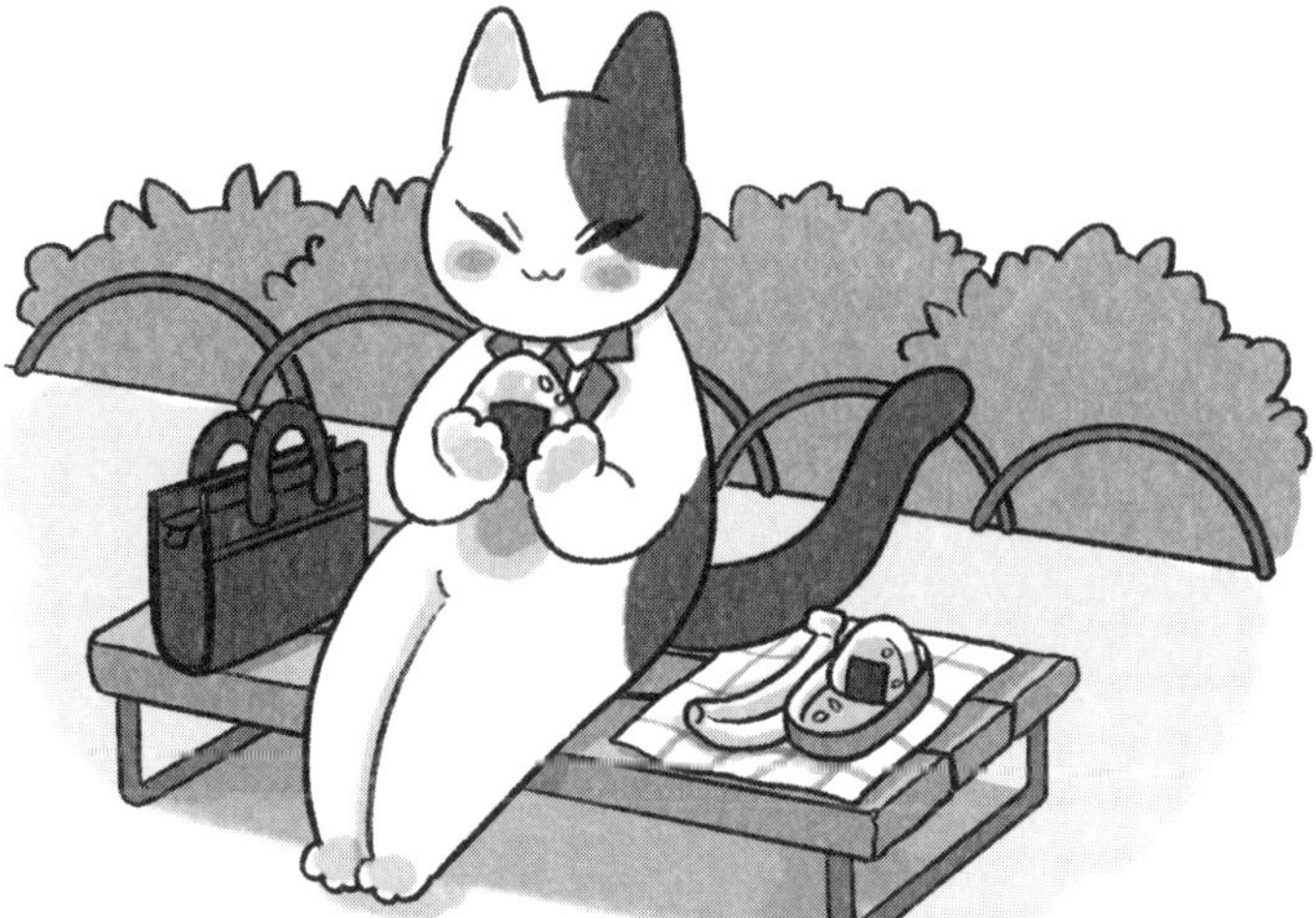

食べすぎが続く イベントシーズンは 3つの「あ」に要注意

年末年始や歓送迎会シーズンなどは、食べすぎたり、飲みすぎたりすることがありますよね。そのような食事はPART2でお伝えした「非日常食」なので、回数がそれほど多くなければ栄養バランスを気にする必要はありません。楽しく食べて、飲んでいただき、その後にごはん6割：おかず4割の「日常食」に戻せば体も元に戻りやすいです。ただ、連日続く場合や、体の不調を感じたり、体が重いと感じる場合は、イベント以外の食事で「あ」がつく3つのものを控えることをおすすめします。**3つの「あ」とは、【油っこいもの、甘いもの、アルコール】です。**

【油っこいもの】

①揚げもの

揚げものの中でも特に油が多いのは天ぷらやフライです。衣にたっぷり油が吸収されています。たとえ野菜であっても高脂質食品ですので、食べるものを自分で選べる場合は控えめにしましょう。家で料理する場合、鶏の唐揚げなら、皮つきより皮なし、もも肉より胸肉を選ぶと油を控えめにできます。ただ、それでも油が多い食事に変わりはないので、イベントシーズンはなるべく揚げものより焼きもの、煮もの、蒸しものを選ぶことをおすすめします。

②ジューシーな肉料理

牛丼、焼き肉、角煮、ハンバーグなどは揚げていなくても通常はジューシーな肉が使われるので油が多いです。白い脂身が多い肉は控えめにして、ヒレ肉など赤身が多い肉や、サラダチキンのように脂質が少ない肉を選びましょう。また肉ばかりではなく、魚や大豆製品を増やすといいですよ。

③ソーセージやベーコン、サラミなどの加工肉

肉加工品はたんぱく質よりも脂質の割合が多いものがほとんどです。ウインナーソーセージ3本で50代女性が1食でとるべき脂質をほぼとることができます。食べすぎにはご注意ください。

④ラーメンやクリーム系パスタ

炭水化物にたっぷり脂質が入ると、炭水化物がエネルギーとして燃えにくくなります。こってりした主食の頻度を減らして、ごはんのように脂質が少ない主食を中心にするのがおすすめです。

⑤ファストフード

シンプルなハンバーガーとポテトのセットには、50代の女性が1日でとるべき脂質の70％以上が含まれています。チーズバーガーにするとさらに脂質が加わります。ポテトをサラダに変えるなどして、油の量を調整するか、食べる頻度を調整しましょう。

【甘いもの】

洋菓子は脂質が多いので太りやすく、和菓子は糖分の割合が多いので血糖値が上がりやすくなります。甘い飲みものは和菓子以上に血糖値を上げやすいうえ、噛まずに流し込めるのでとる量が多くなりがちです。食べすぎが続く場合は意識的に控えることをおすすめします。

【アルコール】

イベントシーズンにつきもののアルコール。楽しい飲み会や会食の席では量を調整するのが難しい人も多いでしょう。その場合は、翌日を休肝日にしたり、自宅での飲酒量を控えめにするなどして、1週間トータルで飲みすぎにならないよう飲酒量を調整してみてください。

太りにくいお酒の飲み方

「お酒をやめたらやせられるのに」と口にするメタボさんは多く、中には減量のために禁酒する人もいます。その甲斐あって減量に成功する人もいますが、ストレスがたまってお菓子が増えたり、がまんした反動で前より飲酒量が増えて太ってしまう人が多いです。お酒はおいしく、人生を楽しくしてくれるので、リバウンドするほどストイックに禁酒や節酒するのはおすすめできません。

ただ、お酒をやめられないならせめて少しでも太りにくい方法で飲みたいですよね。その方法をお伝えする前に、なぜお酒を飲むと太るのか説明します。アルコールが体内に入ると肝臓はアルコールの分解を最優先に行います。そのため食事からとった糖質や脂質の代謝が後回しになり、脂肪として蓄えられやすくなるのです。またアルコールそのものも肝臓で中性脂肪が増える原因となります。脂肪肝やポッコリおなかになると、動脈硬化が進行しやすくなり、生活習慣病のリスクが高まるので注意が必要です。

飲むときは次のポイントを押さえて肝臓の負担を減らし、肥満を予防しましょう。

①1日のアルコール量は男性20g、女性は10gに

厚生労働省が推進する国民健康づくり運動「健康日本21」によると、「節度ある適度な飲酒量」は、1日平均純アルコールで約20g程度です。一般的に女性は男性に比べるとアルコール分解能力が低いといわれているため、男性の2分の1から3分の2程度が適当と考えられています。「健康日本21（第二次）」によると、1日平均で男性40g以上、女性20g以上になると生活習慣病のリスクが高くなるとされているので、飲みすぎは注意が必要ですよ。

▼アルコール量（g）＝飲酒量（㎖）×アルコール濃度（％）÷100×0・8

▼アルコール20g相当はこれくらい

ビールなら500㎖、日本酒なら1合弱（167㎖）、ワインなら4分の1本強（208㎖）、焼酎ロックならグラス2杯程度（25度の原酒100㎖）、ウイスキーならダブル1杯程度、ハイボールなら2杯程度（原酒63㎖）

②休肝日を作る

肝臓を休める日を作ることで、肝臓の負担を減らすことができます。連続した週2日以上の休肝日を作ると、肝臓の回復がより早くなるといわれています。私たちも週休2日のほうが疲れがとれるので同じですよね。

③水を飲む

体内のアルコール濃度を下げることで肝臓への負担が軽くなり、代謝が下がるのを防ぎます。アルコール分解には水分が必要ですが、アルコールには利尿作用があるため、体内から水分が出ていきやすいです。飲酒時のチェイサー、飲酒後の入浴前後や就床前に水分をとるようにしてください。

④アルコールの代謝を助ける栄養素をとる

飲むときに食事をしない人がいますが、お酒の回りが早くなるので必ず食べながら飲みましょう。飲酒時におすすめなのは、アルコールの代謝に必要なたんぱく質、ビタミン、ミネラルを含んでいるもの、おすすめではないのは代謝に時間がかかる油っこい食べものです。居酒屋メニューなら、冷奴、お刺身、貝の酒蒸し、卵焼き、納豆、枝豆、めかぶ、もずくなどを選ぶといいですよ。

⑤ごはんを抜かず食べる

飲むときはごはんを抜く人が多いですが、肝臓

はアルコール分解に炭水化物を必要とするので必ず食べましょう。〆を抜くと低血糖状態になって、ラーメンなどこってりしたものや、アイスなど甘いものを欲しくなることが多いです。飲んだあとに食べると当然太りやすくなりますし、がまんして食べずに寝ると、睡眠の質が下がります。肝臓にしっかり働いてもらうため、飲酒時のごはんは習慣にしてくださいね。

⑥遅くとも就床の2時間前までに飲む

寝酒は寝つきをよくしますが、睡眠の質が下がることがわかっています。アルコールの代謝時間は個人差が大きいですが、遅くとも就床の2時間前までには飲み終わるようにしましょう。

上記を意識して、お酒を飲んでも太りにくい体を目指してくださいね。

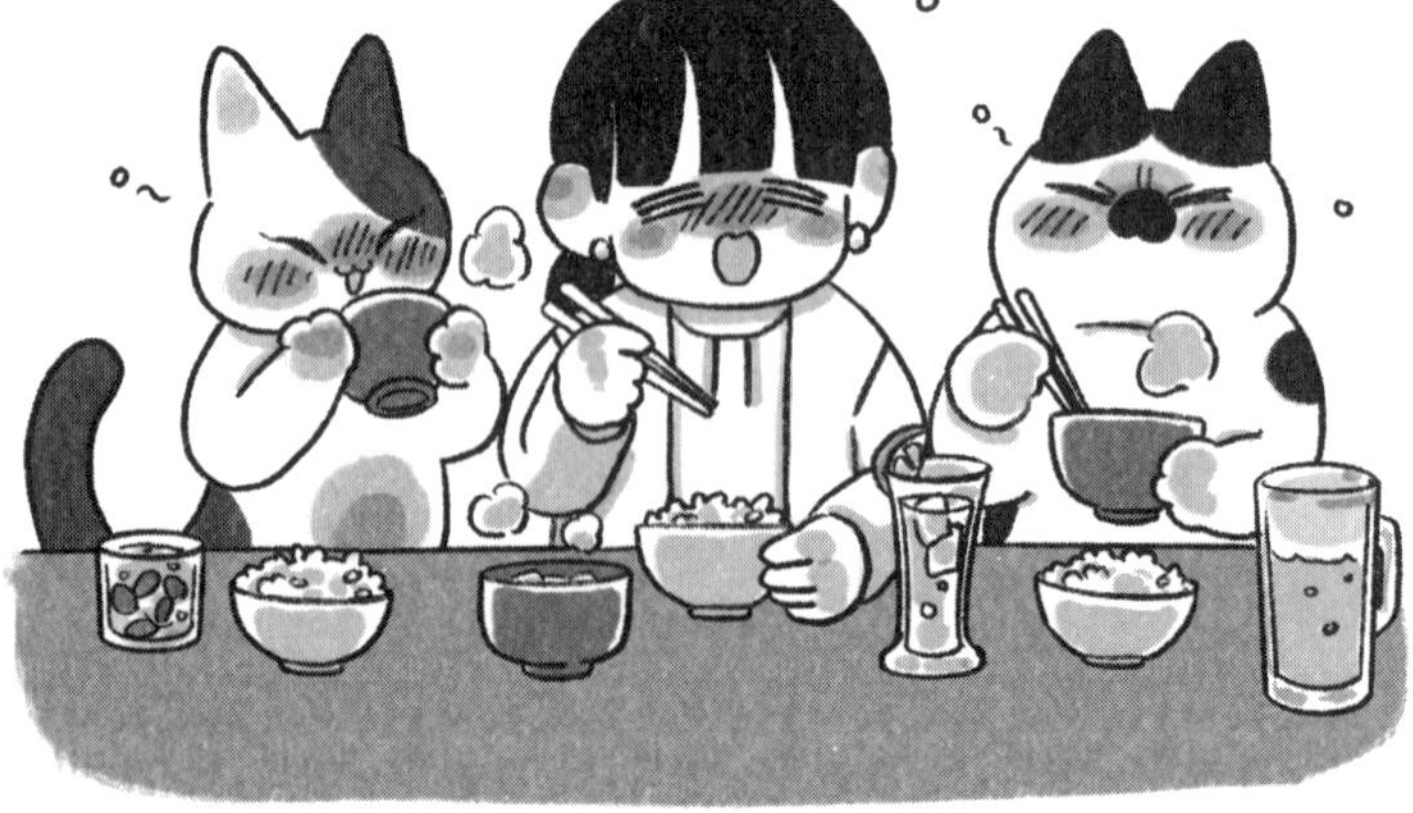

外食や旅行などで食べすぎたあとは食べて体をリセット

食べすぎたり、飲みすぎたりしたあとは、「ごはん6割、おかず4割」の食事に戻すといいとお伝えしました。ただ、そのようにしてもなかなか体が戻らないことがあります。すると焦って極端に食事を減らしたり、ごはんを抜いておかずだけ食べてしまいがちです。ところがそのような食べ方をすると消費カロリーが減って代謝が下がるため、体は余計に戻りにくくなってしまいます。

そこでおすすめしたいのが、食べて体をリセットする方法です。しっかり食べてカロリーを燃やし、胃腸を動かして余計なものを排出します。**カロリーが燃えやすいバランスは「ごはん6割：おかず4割」ですが、リセットのためにはさらにカロリーが燃えやすい「ごはん8割：おかず2割」がおすすめです。**

「ごはん8割：おかず2割」とは献立でいうと、ごはんしっかりお茶碗1杯分と具だくさんの味噌汁だけ。おかずはお休みします。ただおかずがないとごはんが進まないので、梅干しや漬けものといったごはんのお供を豆皿1個分ほど食べてもかまいません。おかずがない分、ごはんはいつもよりやや多めにしてください。女性なら1日2合、男性なら2・5合程度が目安です。ただしおなかが苦しくて苦行になるほど食べるとかえってストレスになるので、いつもよりやや多いなという量に調整しましょう。そんなに食べても大丈夫？と思われるかもしれませんが、大丈夫です。このバランスで食べるとカロリーがとても燃えやすくなるからです。

また、おかずをお休みするとたんぱく質や脂質が減るので胃腸の負担を減らせます。非日常食で疲れた胃腸は機能が落ちているので、少し休ませてあげることが大切です。ただし、食事を減らしたり抜いたりして休ませると、胃腸の筋肉が衰えてしまいます。胃腸はほとんど筋肉でできているので、使わないと衰えるのは足腰と同じです。ほどよい負荷をかけて胃腸を適度に動かすには、消化の負担が少ないごはんが適任なのです。

胃腸がよく動くと、体の中にたまったものが出ていきやすくなります。このとき、ごはんは白米でもいいのですが、できれば雑穀米がおすすめです。食物繊維が豊富なので排出力が高まり、ビタミン、ミネラルや抗酸化成分の力で代謝が高まります。さらに白米を玄米にすると、リセットがスムーズに進みやすいですよ。

ただし、この食事で結果を出すために必ず守ってほしいことがあります。それはよく噛んで食べることです。早食いするとカロリーの燃焼効率は

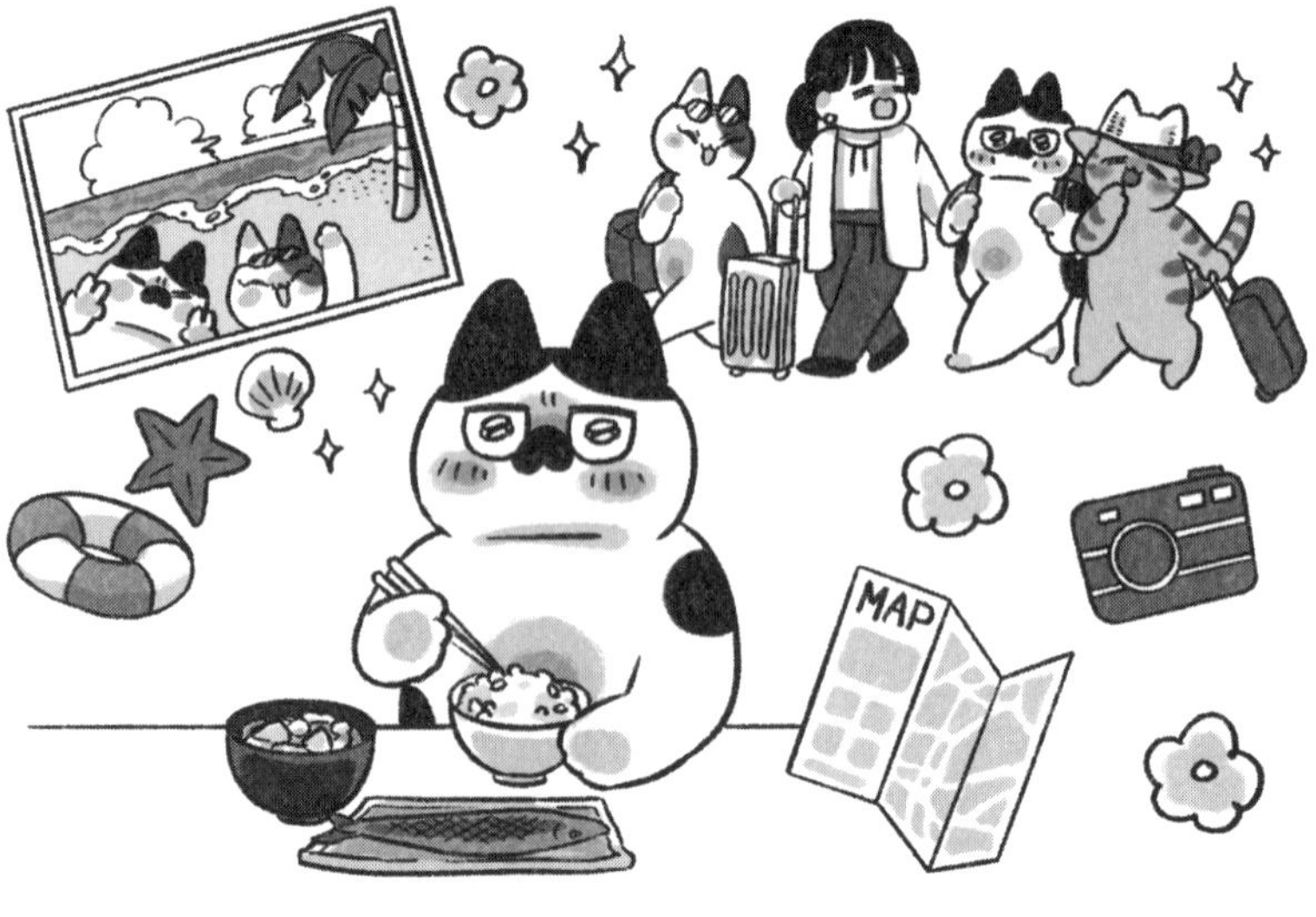

下がり、排出もうまくいきません。一口を小さめにして、ごはんの粒がなくなるまでゆっくりよく噛んで召し上がってくださいね。

何食続ければいいのかについて、決まりはありません。非日常食がどれほど多かったかによりますが、翌朝の朝食1食だけ、もしくは1日だけでも大丈夫です。あまり長く続けるとおかずからとるべき栄養が不足するので、どんなに長くても10日までにしてください。

■「ごはん8割：おかず2割」のリセット食

・ごはん（できれば雑穀入り）＋具だくさん味噌汁＋ごはんのお供（豆皿程度）

・お米1日1・5〜2合（男性なら2・5合）程度（玄米ならデトックス効果が高まるのでなおよし）＋雑穀（1合に対して大さじ1〜3杯程度）

・ごはんは1杯150g換算でお茶碗4〜5杯分

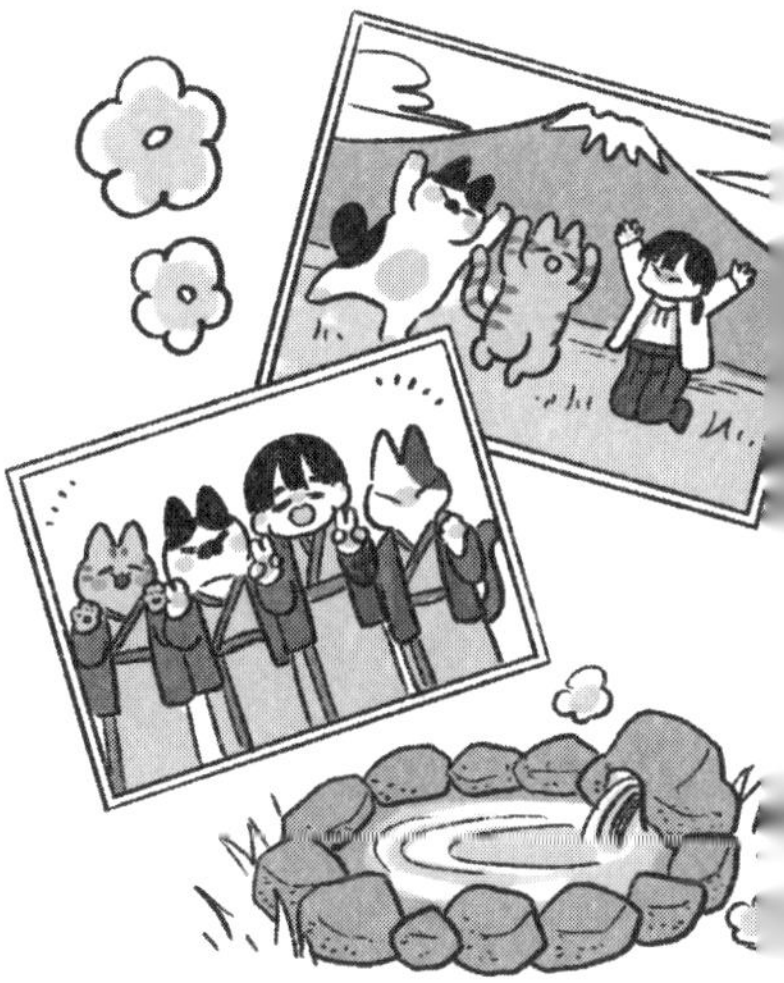

食べすぎたあとにいつもごはんを減らしていたという人は、「ごはん8割：おかず2割」をぜひ試してみてください。このバランスで食べると、体がポカポカ温まり、胃腸の疲れがとれ、おなかがスッキリするのを感じられると思います。実際、私は旅行後にこの食べ方をするようになってから、ポッコリしたおなかが数日で元に戻るようになりました。ごはんは増やし、おかずは減らして、体をリセットしましょう。

間食は禁止ではない！ 太りにくい間食のポイント

「間食は体によくないですよね」とよく聞かれますが、食べもの自体にいい悪いはありません。悪いのは間食そのものではなく「食べ方」にあります。間食自体は禁止ではありませんが、食べるなら太りにくい食べ方をしていただきたいです。

■太りにくい間食のポイント

①食事を3食とったうえで食べる

間食をして食事を抜いたり、菓子パンやドーナツなど、おやつのような食事をする人がいます。そのような食べ方をすると、栄養不足になって代謝が下がり、太りやすくなります。というのも、間食はカロリーがしっかりあるのに代謝に必要な栄養がほとんど入っていないことが多いからです。間食はあくまで嗜好品であって食事代わりにはなりません。3食の食事から栄養をとったうえで楽しみましょう。

②栄養があるものを食べる

空腹を感じるときは栄養不足です。そのときに砂糖や油たっぷりで栄養が少ないお菓子を食べても、空腹は解消されません。そんなときは栄養があるおやつを選びましょう。体に不足している栄養をピンポイントで補うおやつがベストですが、何が不足しているかわからない場合はおにぎりを食べるのがおすすめです。エネルギー源の炭水化物が豊富で脂質が少なく、腹持ちがいいので代謝が下がりにくくなります。用意が難しい場合は、次のようなおやつを選んでみてください

◎おすすめのおやつ…炭水化物不足の場合は、焼きいも、天津甘栗やバナナなど。たんぱく質不足の場合はゆで卵など、加工が少なく素材の形が残

っているものがおすすめです。

③ここぞというときに食べる

おなかがすいているわけでもないのに、おやつの時間がきたらなんとなく習慣的に間食していませんか？　体は栄養で満たされているのに余分なものを食べていては、カロリーを燃やし切れずに脂肪としてたまっていきます。間食は習慣的にするのではなく、本当に食べたいものを、回数を絞って食べましょう。例えば、毎日15時に間食しているなら、週末の2日だけにしてみるといいですよ。そのほうが、ゆったり落ち着いて食べられますし、回数を絞る分、高カロリーなものを選んでも太りにくくなります。

④おいしく楽しく食べる

これを食べたら太りそう……などと思って食べると脳がストレスを感じて、ダイエットにはかえってマイナスです。ストレスがあると唾液の分泌が減り、胃腸の働きが悪くなるためです。逆に、「わぁ、おいしそう！」「幸せ～」と思って食べると、唾液がしっかり出て、胃腸の働きがよくなります。同じものを食べるなら、どちらがいいと思いますか？　罪悪感を持って間食するのは非常にもったいないです。食べるときはおいしく、楽しく食べましょう。

「間食＝悪い」わけではありません。間食は非日常食なので、量と頻度を調整して食べれば大丈夫です。上手に食べれば、あなたの心を満たして、幸せな気持ちにさせてくれたり、癒やしを与えてくれます。禁止するのではなく太りにくい食べ方で、体型も健康も維持しましょう。

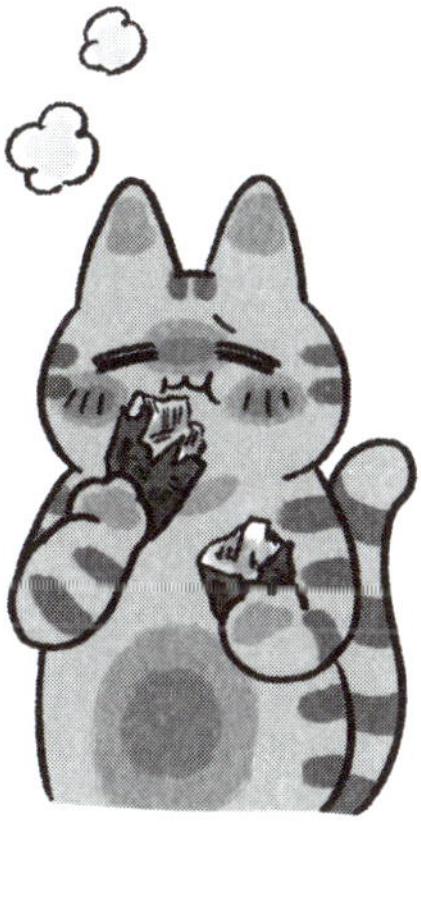

実は要注意！「ちょこちょこ間食」で燃えない体に

チョコをつまんだり、飴をなめたり、ガムをかんだり……口さみしいとつい何かを口に放り込んでいませんか？　食べる量はちょっとだから大丈夫、と思っていても、実はやせにくい体を作る原因になります。その理由は、空腹時間が短くなることで、脂肪が燃える時間が減るためです。

脂肪燃焼にはある程度の空腹時間が必要となります。脂肪が燃えるのは、血液中の糖が減って血糖値が下がり、体の中に貯蔵された糖も使ってエネルギー不足になったときです。脳は基本的に糖をエネルギー源にするため、糖が不足すると脂肪を燃やしてエネルギーを捻出します。そのため、食事してから糖が消費されるまである程度の時間が必要になるのです。

ところが、ちょこちょこ間食すると空腹時間が短くなってしまいます。その結果、脂肪が燃える時間も短くなるので、脂肪を減らしたいと思っている人は、ある程度の空腹時間を作るといいでしょう。食事だけではなく、飲み物からもちょこちょこカロリーをとっている人は要注意です。

空腹時間を作るために必要な食事間隔は活動量や体格によって人それぞれですが、だいたい4〜6時間が目安となります。次の食事の約1時間前から「そろそろおなかがすいたなぁ」と感じる程度に食事量を調整するといいですよ。**心地いい空腹感は、脂肪を燃やすことに加え、頭をスッキリさせて脳の働きをよくしたり、腸の中をキレイにするお掃除スイッチをオンにするなどさまざまないい影響を心や体に与えてくれます。**

ただし「ちょこちょこ間食」がよくないからと

いって、強い空腹に耐えてストレスを募らせるのはダイエットにかえってマイナスです。強い空腹を感じやすい人の特徴は、大きなストレスがある人、睡眠時間が短い人、食事量が少ない人、逆に炭水化物の単品を大量に食べるなど食事量が多くバランスが乱れている人、早食いの人などです。

ストレスや睡眠不足があると、食欲を増進するホルモンの分泌量が増え、満腹を感じるホルモンの分泌量が減ってしまいます。空腹を満たそうと間食に手を伸ばすと太りやすくなりますし、食べることへの罪悪感が増えてストレスがより強まってしまうかもしれません。リラックス効果のあるハーブティーを飲む、ゆったりお風呂に浸かるなど、間食以外のアプローチを試してみてください。

「ちょこちょこ間食」がやめられない人は、食事内容に課題がある人がほとんどです。3食の食事を見直して（PART2で詳しく解説しています）、必要以上に間食をしなくてもいいように心と体を栄養で満たしてあげてください。

なお、ダイエット法の中には1日3食より5食などの頻回食をすすめているものもありますよね。1回量を減らすことで血糖値の上昇を低く抑え、余った糖を脂肪になりにくくするというものです。そう聞くと「ちょこちょこ食べるほうが太りにくいのでは？」と思われるかもしれませんが、この食事を実践するのはなかなかハードルが高いです。

というのも、食事回数を増やすということは、食事を1日5回も用意するということ。もちろん食べる時間も5回必要です。食事回数が増えてもトータルの摂取カロリーは3食と同程度に調整しなくてはいけませんし、バランスも整えなくてはいけません。胃腸が疲れないよう次の食事までに空腹を感じられる程度の食事間隔をとる必要もあります。これらの条件を満たせるなら1日5回食も悪くはないと思いますが、いかがでしょうか。私なら1日3食を選びます。

間食は今より3倍以上、高価なものを選ぶ

間食は「ここぞというときに食べる」とお伝えしましたが、そのときにどのような基準で食べるものを選んでいますか？　カロリー、糖質量、ヘルシーそうかどうかなど、「太りにくさ」が選ぶ基準になっていないでしょうか。決して間違いではありませんが、そのような選び方をする人の多くは、間食の回数が多いか、間食をとることへの罪悪感が強い人です。回数が多い場合はそもそも、食事からの栄養が不足しているか、なんとなく習慣で食べてしまっている場合が多いです。間食にヘルシーさを求める以前に、食事から栄養をしっかりとりましょう。残念ながら低カロリー・低糖質スイーツには、心や体を満たす栄養はほとんど入っていません。食事でごはんをしっかり食べるようになると、脳が栄養で満たされて変な食欲がわかなくなります。

間食をとることへの罪悪感が強い人は、「間食は太る」「体に悪いものだ」と思いながら食べています。間食に限らず食べものをいただくときは、食べられることに感謝をして、「おいしく、楽しく」いただきたいですよね。「太りにくい間食のポイント」でもお伝えしたように、そのほうが心と体にいい影響があるからです。

そうはいっても、なかなか回数を減らせない、罪悪感から抜け出せない、という人におすすめしているのが、今より3倍以上、高価な間食を選ぶ方法です。高価な間食を選ぶと以下のようなメリットがあります。

①質のいい原材料が使われている

一般的に高価なものには国産や有機などこだわ

った材料が使われています。また加工品の使用が少なく、シンプルな原材料で作られていることがほとんどです。違いが出やすいのは油で、高価なものにはバターやクリームが、安価なものにはマーガリン、ショートニングや植物油脂などが使われていることが多いです。

例えばバニラアイスなら、高価なものは国産のクリーム、砂糖や卵黄などシンプルな原材料で作られていますが、安価なものは外国産の原材料が増え、クリームの代わりに乳製品や植物油脂が使われ、砂糖の一部も安価な異性化糖に置き換わります。加工度が高いほど食材本来の旨みや栄養が減るので、なるべく質のいい原材料で作られたものを選ぶに越したことはありません。

②余計な添加物が少ない

安価なものは保存料、着色料、甘味料などが使われているケースが多いです。それらの中には臓器に影響を与えて代謝を下げるものも少なくありません。また低カロリー、低糖質食品によく使われる人工甘味料はかえって肥満のリスクを上げるともいわれています。

というのも、人工甘味料は砂糖と違って血糖値を上げないため、満腹を感じにくく、食べすぎになりやすいからです。また砂糖の数百倍もの甘さがあるので、その味に慣れると甘さの感覚が鈍くなり、天然甘味料の味では満足できなくなるということが起こります。さらに、低糖質だからといって食べる量が増えると、結果的にトータルの摂取カロリーが増えて、太ってしまいます。

高価な間食は余計な添加物が入っていないか、入っていても必要最低限のことがほとんどです。多少カロリーは高くても、体に余計な負担をかける原材料が少なければ代謝がスムーズに行われるので、低カロリーで添加物たっぷりのものよりおすすめです。

③おいしくて満足感がある

原材料にこだわり、ていねいに作られたものはとにかくおいしいです。人工的な味がするものは満足度が低くて食べすぎてしまいますが、素材のおいしさが感じられるものは満足感があるのでちょうどいい量で食べ終えることができます。

④高いので買う頻度が自然と減る

間食が多い人は、安価なものを食べていることが多いです。これまで100円の間食を毎日していた人は、700円のケーキを週1回食べるようにしてみましょう。回数が減るのでカロリーは気にせず、お好きなものを選ぶといいですよ。すると金額は同じですが、質のいい食べもので体が満たされて、満足度が上がり、結果的に間食の量を減らせます。

私は30代まで、安いチョコレートを大量にストックして1日に何度も食べていましたが、今では本当に食べたいものを、週末や外出時などに食べるだけになりました。その分、買うときはいいものを買うようにしています。間食がなかなか減らないという人はぜひ、これまでより3倍以上、高価な間食を選ぶという方法を試してみてください。

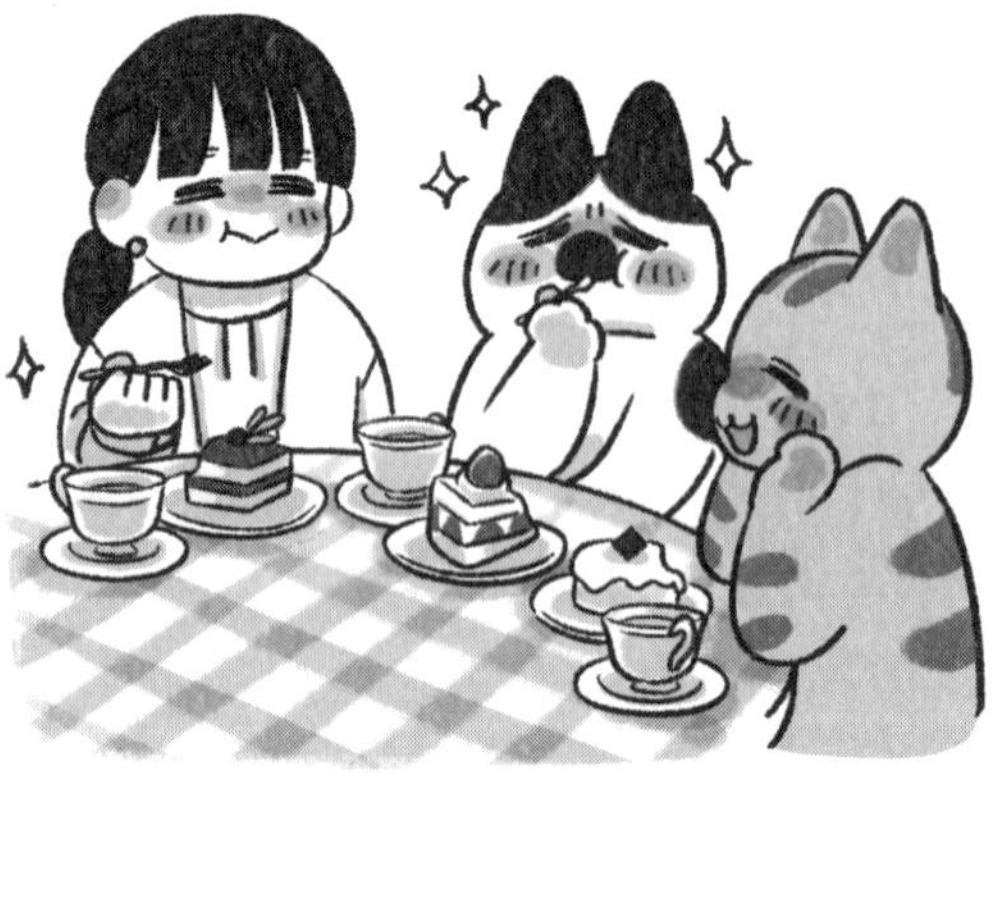

間食をしても太りにくい時間

同じ間食をしたとしても、太りにくい時間と太りやすい時間があるのはご存じでしょうか？　食べる時間が太りやすさに影響する理由は、体の中に「時計遺伝子」と呼ばれる遺伝子があるためです。ＰＡＲＴ１でも紹介したように、私たちの体には体内時計という生活のリズムを刻む仕組みがあり、睡眠や目覚めなどをコントロールしています。その体内時計をコントロールしているのが時計遺伝子です。

時計遺伝子は脳の視床下部をはじめ、全身の細胞にあるのですが、その中のひとつに体内の脂肪蓄積に関わる「ビーマルワン」があります。**ビーマルワンは脂肪の合成を促進する働きがあるので、その働きが低下している時間に食べると、食べたものが脂肪に変わりにくいのです。**

ビーマルワン（BMAL1）量の日内変動イメージ

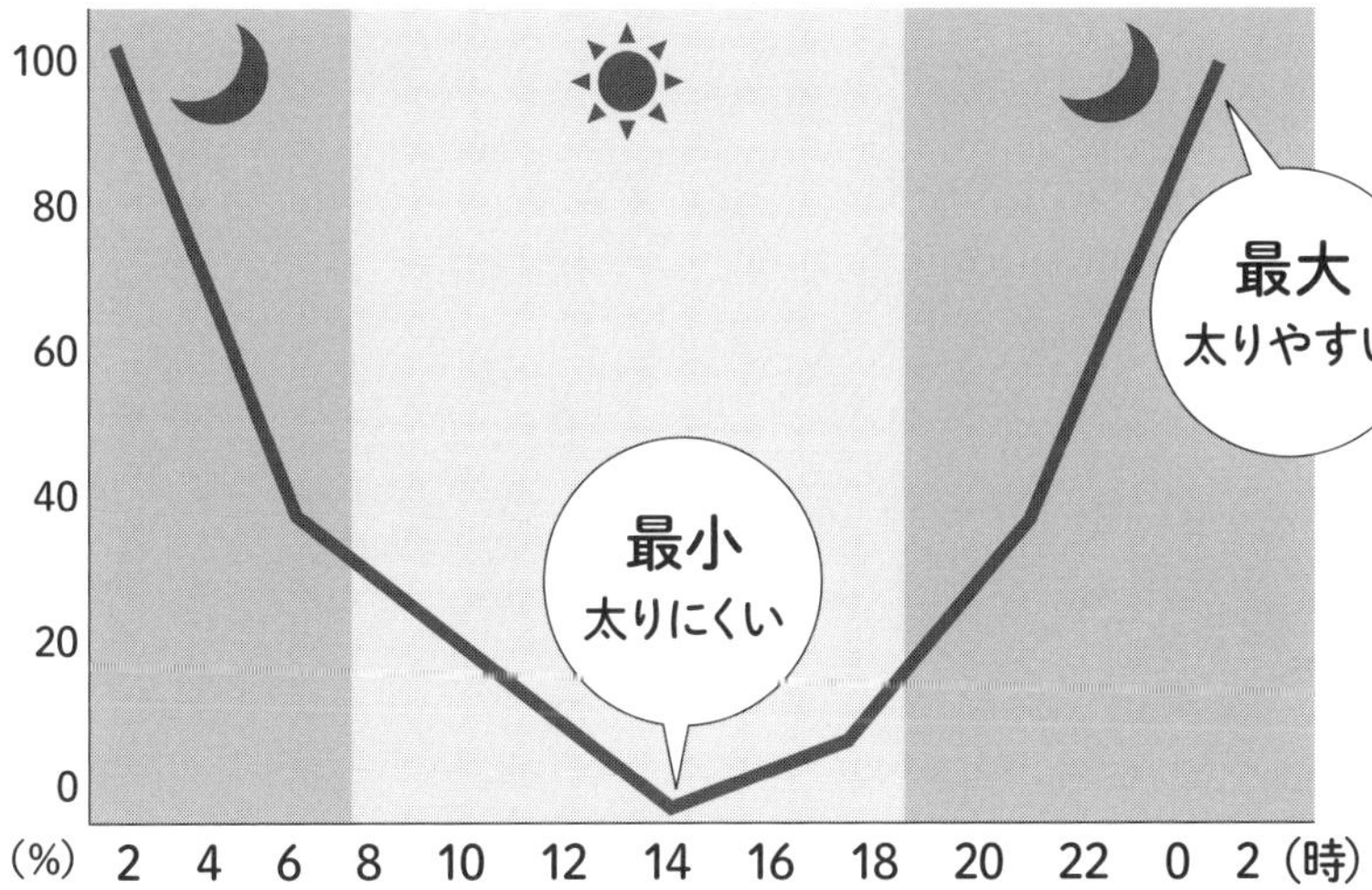

ビーマルワンは時間によってその数が変動し、太陽の光が出ている時間帯は少なくなり、日没後に多くなります。最も少なくなるのは14時頃。つまりこの時間は多少ボリュームがある間食をしても、他の時間に食べるより太りにくくなります。**15時におやつを食べるという習慣は、時計遺伝子の働きから見ても理にかなっているのですね。**間食するならおやつの時間がベストで、そうではない場合でも日が出ている時間に食べることをおすすめします。逆に21時以降はビーマルワンが急増し、深夜にピークを迎えます。夕食後の間食は日中より数倍も太りやすくなるのでなるべく控えるようにしましょう。

代謝に関わる臓器も活発に活動する時間帯と休息する時間帯があります。血糖値を下げるホルモンを分泌するすい臓は15時前後に最も活発に働き、その後は徐々に働きが低下して20時以降は休業状態になります。すい臓は血糖値を下げたり消化を助ける働きがあるので、糖を含む間食をするならやはり午後のおやつの時間がいいですね。

これまで夕食後に間食していたという人は、食べる時間を変えるだけでやせやすくなります。15時前後は仕事中だから食べられないという場合は好都合です。思い切って間食は休みの日の午後にだけ食べると決めてしまいましょう。そうすれば夜遅くの間食を減らせ、間食の回数を週2回程度に減らせるので、間食から余計なカロリーをとりすぎるのを防げます。

ダイエット中だからと間食をがまんしすぎると、ストレスがたまってかえってやせにくくなります。また、がまんのしすぎはリバウンドのもとです。食べたいものは太りにくい時間に食べる、ストレスフリーな食生活を意識してくださいね。

ストレス解消にスイーツより おすすめの食べもの

疲れたときやイライラしたときなど、ストレス解消にスイーツを食べていませんか？ 甘いものを食べるとホッとしますよね。私も会社員時代は「脳に栄養を与えないと」とチョコや甘い飲みものをよく口にしていました。ところが、甘いもので一時的にストレスを解消できたとしても、その効果は長続きしません。なぜなら、体が本当に必要な栄養を補えていないからです。

ストレスは体の栄養を奪います。そのため、ストレス時はスイーツを食べるより、消耗した栄養素を含む食べものを食べるほうがおすすめです。 そのほうがストレスであいた心と栄養の穴をキレイに埋めてくれるので、気持ちが安定しやすくなり、効果が長続きします。具体的に補うといい代表的な栄養素と食べものをご紹介します。

①炭水化物

心をコントロールしている脳のエネルギー源は炭水化物です。炭水化物が不足すると脳は強いストレスを感じるため、イライラしたり、心が不安定になります。また、ストレスに対応するにはエネルギーが必要なため、炭水化物の消耗が進みます。特に、疲れやストレスが強いときは小さなおにぎりをゆっくり食べるといいですよ。よく噛むことでリラックスした気持ちにさせてくれる副交感神経が優位になり、空腹感もおさまり、腹持ちもいいので気持ちが落ち着きます。

【多く含まれるもの】 ごはん・パン・麺など

②たんぱく質

ストレスに対抗する代表的なホルモン「コルチ

ゾール」は、体を一時的に緊張状態に保つことでストレスから身を守る働きをします。ストレス時に消耗されるので、その材料を補わなくてはなりません。「コルチゾール」をはじめとした抗ストレスホルモンの主な材料はたんぱく質です。たんぱく質を食事でとれていない人はしっかりとるようにしましょう。間食で補うなら、小魚アーモンド、きな粉系のスイーツや卵たっぷりのプリンなどがおすすめです。

【多く含まれるもの】魚、肉、卵、大豆製品

③ビタミンC

前述した「コルチゾール」の合成に必要なため、ストレス時は大量に消費されます。また、ストレスで自律神経に負荷がかかることでも、ビタミンCは消耗されるので、しっかり補給することが大切です。一度にたくさんとっても体の外に出て行ってしまうので、毎食コツコツとるようにしましょう。

【多く含まれるもの】ブロッコリー、ピーマン、パプリカ、キウイ、いちご、キャベツ、いも類など

④マグネシウム

ストレスを感じると尿から体の外へ排出されてしまいます。マグネシウムはエネルギー産生をはじめ、体のさまざまな代謝に関わる重要なミネラルなので、不足すると元気がなくなり、体調不良を招きます。

【多く含まれるもの】ナッツ類、大豆、玄米、ほうれんそう、ひじき、あわ、ひえなど

⑤亜鉛

体をストレスから守るメタロチオネインという物質を作るため、大量の亜鉛が必要になります。加工食品のとりすぎ、飲酒、過度なダイエットで

も減りやすいので、亜鉛を消耗しない食習慣も意識しましょう。

【多く含まれるもの】卵、いわし、あじ、牛や豚の赤身、大豆製品、にんじん、あわ、きび、ひえなど

こんなにいろいろとるのは大変と思われるかもしれませんが、**ごはんと具だくさん味噌汁にメインを1品加えた一汁一菜で、ほとんどの栄養素をカバーできます。**ごはんにあわ、きび、ひえなどを加えた雑穀ごはんにするとさらにいいですね。私が以前よりストレスに強くなったのは、日常的に一汁一菜の食事をするようになったからかもしれません。まずはストレスで栄養を消耗してもOKな状態を作り、スイーツはそのうえで楽しみましょう。ストレス解消のために食べるなんてもったいないです。スイーツは幸せな気持ちで食べるのが一番、心と体を元気にしてくれますよ。

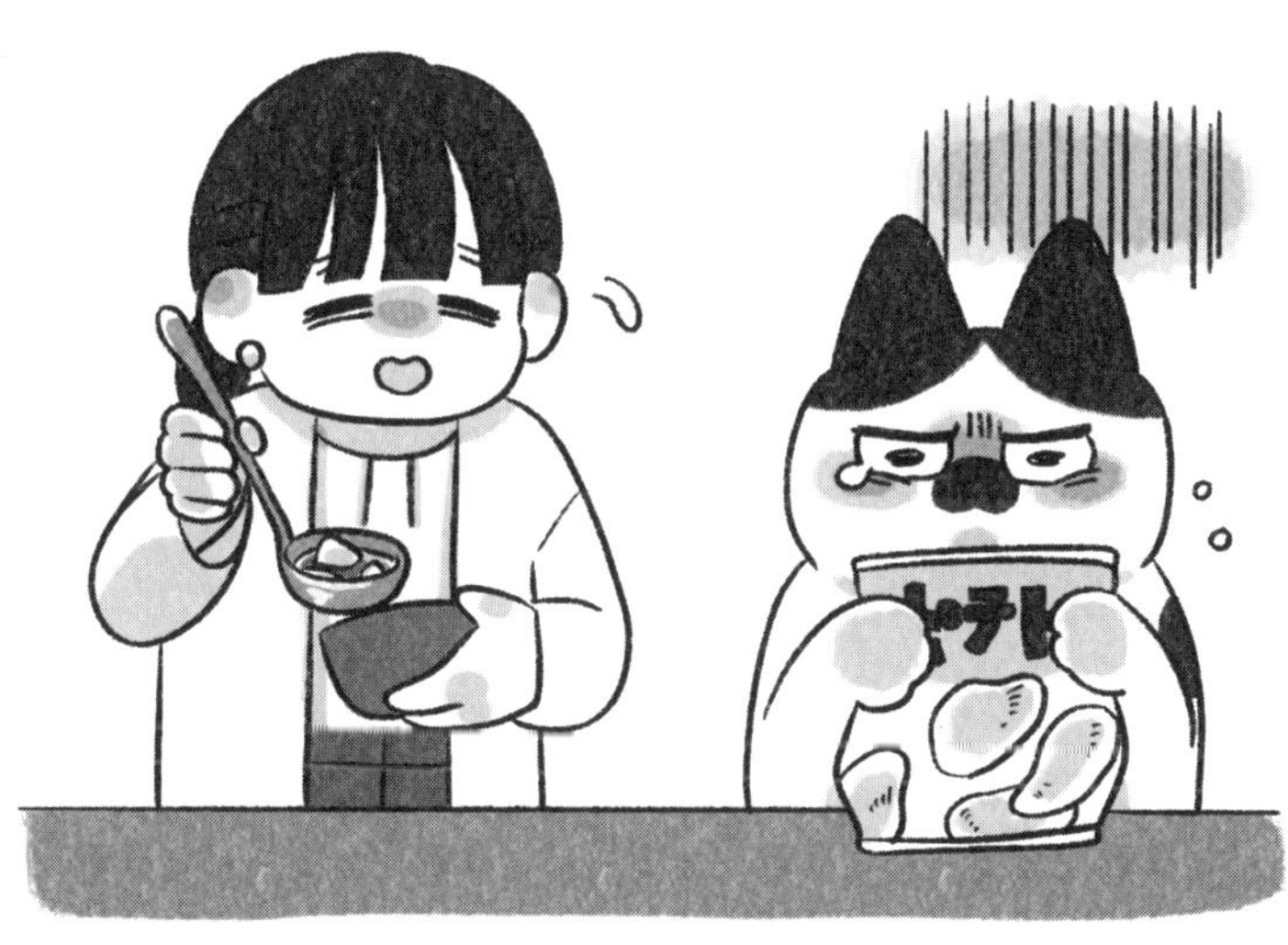

果物を食べるときのポイント

ビタミン、ミネラルや食物繊維が豊富な果物。ヘルシーなイメージがある一方で「太りそう」と感じている人も多いのではないでしょうか。「果物は食べても大丈夫ですか?」というご質問をよくいただくので、食べ方のポイントについてまとてみました。

まず、果物は1日にどれくらい食べるといいのでしょうか。厚生労働省が掲げる健康づくりの指標「健康日本21（第三次）」によると20歳以上の人の1日あたりの目標量は200gとされています。バナナなら2本、キウイや柿なら2個、りんごなら大きめ1個相当。実はけっこう多いのです。

そんなに食べても太らないのか気になりますよね。甘い果物には果糖、ショ糖（いわゆる砂糖）、ブドウ糖などの糖質が多く含まれています。ただしスイーツと違うのはビタミン、ミネラル、ポリフェノールや食物繊維などの栄養素も多く含まれていること。それらの成分が代謝を高め、抗酸化作用で体を老化から守り、腸内環境を整えて、美容や健康をサポートするのです。海外の研究では、果物を食べる人は2型糖尿病リスクが低いということが明らかになっています※。

ただし、果物ならどのような食べ方をしてもいいというわけではありません。美容・健康効果を高めるなら、次のポイントを意識して食べてください。

①適量範囲内で食べる

果物は食べすぎると糖代謝が悪くなったり、中性脂肪が増えやすくなります。体にいいからといって無制限に食べるのではなく、1日200gまでを目安にしましょう。

※Eating whole fruits linked to lower risk of type 2 diabetes（ハーバード公衆衛生大学院 2013年8月29日）

②なるべく丸ごと食べる

研究結果によると、りんご、ぶどう、ブルーベリーなど皮ごと食べられる果物は糖尿病リスクを特に下げやすいとのことです。皮にはビタミンやミネラル、ポリフェノールや食物繊維などが豊富に含まれているので、丸ごと食べられる果物の割合を増やすといいですよ。

③ジュースやドライフルーツ、缶詰に注意

・ジュースについて…たとえ果汁100％であっても、ジュースには糖質の中でも吸収が早い単糖類の割合が多いです。単糖類の摂取は血糖値の急上昇を招きやすく、太りやすいのでご注意ください。研究でも、果物のジュースを毎日飲む人は糖尿病リスクが上がったという結果が出ています。積極的に飲むのは控え、丸ごとの果物を食べる頻度を増やしましょう。

・ドライフルーツについて…砂糖やはちみつなどでコーティングされていない無添加のものを選びましょう。水分が抜けた分だけ糖度が高くなっているので、食べすぎには要注意です。ドライマンゴーやレーズンなどは40g程度を目安に食べるといいですよ。

・缶詰について…シロップ漬けになった果物は砂糖や果糖ぶどう糖液糖という吸収スピードの速い糖分が多く使われています。加工時に多くのビタミン、ミネラルや食物繊維などの働きさが失われるので、果物本来が持つ美容・健康効果はあまり期待できません。缶詰は果物というより、スイーツと同じ嗜好品という位置づけでとらえ、食べすぎないように注意しましょう。

④健康のために無理に食べない

私の個人的な見解ですが、果物を200g食べると食事が入らなくなる場合は、無理をしてまで食べる必要はありません。ごはんを中心とした一汁一菜の食事をとることを優先してください。そのうえで、果物を食べたい場合はデザートや間食としていただくのがいいと思います。

私の場合、子どもの頃から毎朝必ず果物を食べていました。ところが、ごはんをしっかり食べる食生活に変えてから、それほど果物を食べなくても体が満たされるようになったのです。今では食べたいと思うときに、旬のおいしい果物を選んで食べるようにしています。毎日食べようと思うと、安価で低品質なものを選ぶことも多かったのですが、食べる頻度が減った分、食べるときは国産で高品質のものを選べるようになりました。そのほうが、毎日食べるよりもいい影響があるように感じています。

「果物は太るから避けたほうがいい」ではなく、「果物は健康にいいから1日200g食べなくてはいけない」でもなく、体が欲しがるときにポイントを押さえて食べることをおすすめします。

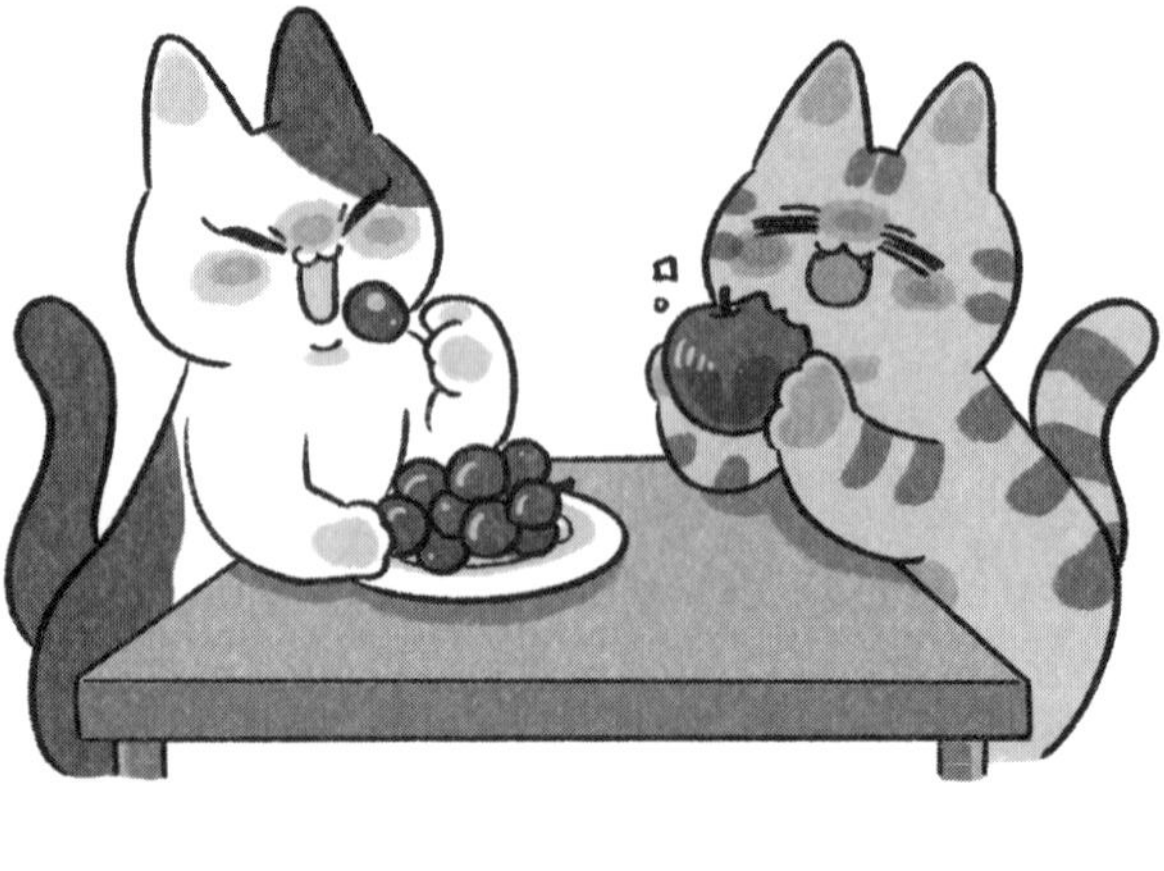

外食でバランスよく食べるポイント

家では、ごはん6割：おかず4割を意識できても、外食となると栄養バランスは乱れがちになります。たまに外食する程度なら好きなものを食べて、1日〜数日スパンで6：4に調整していただければ大丈夫です。ただし外食の頻度が多いと調整が難しくなるので、週の大半が外食になるという場合はバランスを意識しましょう。外食で特に注意したいのは、油やたんぱく質のとりすぎになることと、野菜不足になることです。そこで普段から次のことに気をつけて外食メニューを選ぶといいですよ。

①単品メニューより定食を選ぶ

ラーメン、パスタ、うどん、そば、丼、カレーなどの単品食べは、多くの場合、たんぱく質や野菜類が不足しがちになります。また咀嚼を忘れてつい早食いになる人が多いです。定食を選ぶと、メインから魚や肉などのたんぱく質、味噌汁や小鉢から野菜、海藻、きのこ類などをとることができます。さらにお皿の数が多くなると、食べるのに時間がかかって早食い予防にもなるのです。牛丼屋さんに入ったら、牛丼よりも牛皿定食を選んでみてくださいね。

②主食（ごはん、パン、麺など）、主菜（魚、肉、卵、大豆など）、副菜（野菜、海藻、きのこ類）をそろえる

定食を食べない場合でも、主食、主菜、副菜をそろえて食べることを意識しましょう。麺なら、野菜たっぷりチャンポンやタンメンを選ぶと、主食（麺）、主菜（豚肉、海老、いかなど）、副菜

（キャベツ、にんじん、もやし、きくらげなど）を一皿でとることができます。お好み焼きは小麦粉の生地にキャベツや山いもが混ざっているうえ、豚肉、えび、いか、卵などが入っているので、主食、主菜、副菜がそろいますよ。麺やパンを選ぶ際も、主食、主菜、副菜をそろえるようにしてみてください。

③油っこい食事は回数を控えめに

ジューシーで油たっぷりの食事はおいしいですが、高脂質の食事はカロリーが燃えにくいです。油っこいメニューを選びがちな人は、油控えめなメニューに変更するといいですよ。どのようなメニューを選ぶと油を減らせるのか、カロリーでも比較するとわかりやすいので紹介します。例えば、同じ定食でも「とんカツ定食」なら900キロカロリーもありますが、「豚のしょうが焼き定食」に変えると817キロカロリーに、豚肉を魚に変えて「さばの塩焼き定食」にすると749キロカロリー、「刺身定食」にすると689キロカロリーになります。油を控えるとカロリーをぐっと減らせるのです。ごはんを減らさなければ腹持ちはそれほど悪くなりませんし、6：4バランスに整えやすくなります。

④野菜多めのメニューを選ぶ

野菜1食あたりの目安量は生野菜なら両手の平1杯、加熱野菜なら片手の平1杯ですが、外食ではかなり意識しないと不足しやすいです。定食におひたしや切干大根などの小鉢を追加したり、味噌汁を豚汁にバージョンアップするなどして意識的に野菜を増やしましょう。主菜も、鍋料理や肉野菜炒め、にらレバ炒め、回鍋肉、八宝菜など、野菜がたっぷり入ったメニューを選ぶといいですね。サラダバーがあるお店を選ぶのもいいですが、ドレッシングのかけすぎにはご注意ください。

⑤外食の頻度がかなり多い場合は、自宅での食事をリセット食にする

①〜④を意識しても、外食が多いと自宅で6：4の食事をしても体を整えにくいことがあります。というのも外食は自宅での食事よりおかずの割合が増えやすいからです。1人前の肉や魚が、家で食べる1・5〜2倍の量なんてことはよくありますよね。そこで、おかずが多い食事が続いたときは、111ページでお伝えした「ごはん8割：おかず2割」のリセット食を取り入れてみましょう。外食の頻度は人それぞれなので、数日平均で6：4に整えられれば大丈夫です。

外食をバランスよく食べるポイントが身につけば、食べる量を極端に減らしたり、ストイックに食べたいものをがまんしなくても、自然と体型を維持しやすくなりますよ。

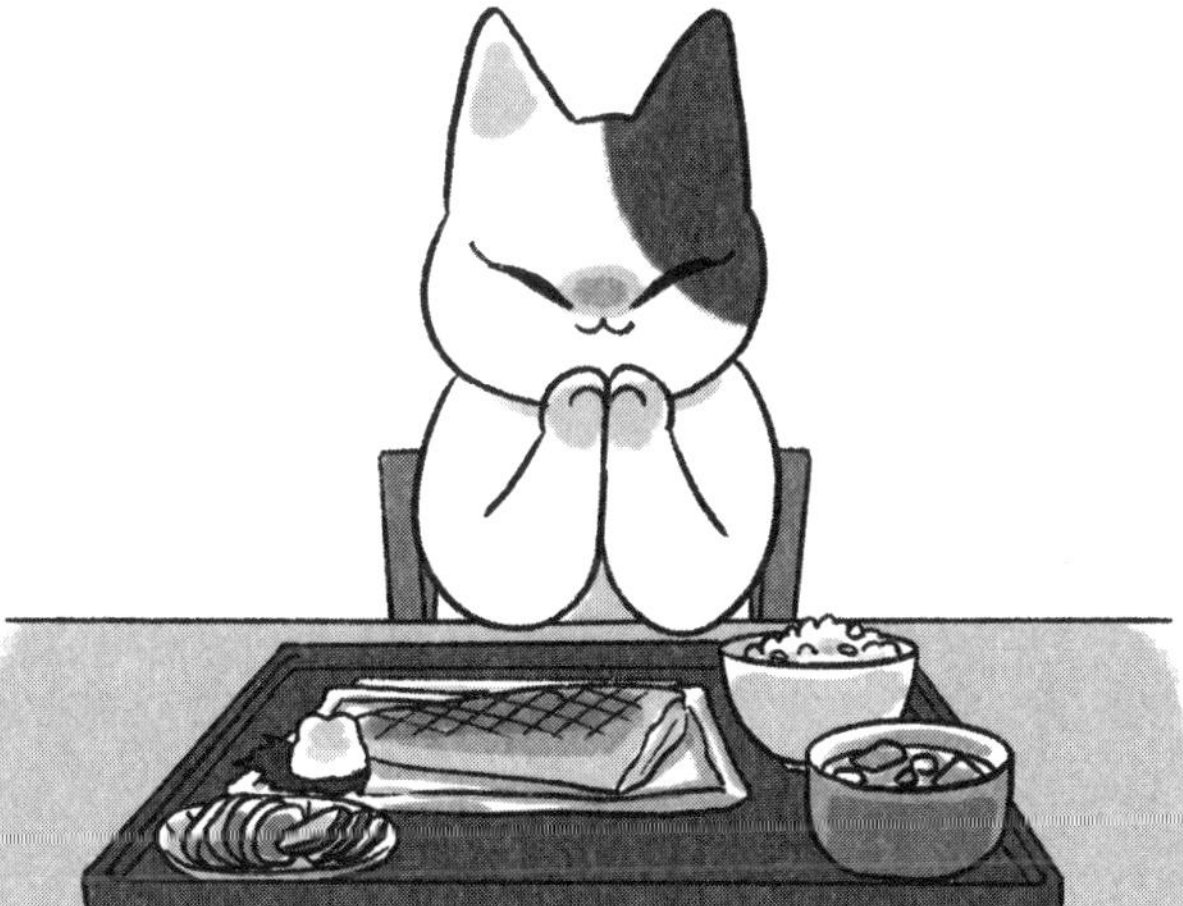

コンビニで バランスよく食べるポイント

手軽に利用できるコンビニエンスストア（以下コンビニ）ですが、便利さと引き換えに栄養バランスのいい食事をすることをあきらめていませんか？　コンビニ食でも選び方次第でバランスよく食べることはできます。コンビニ食のすばらしい点は、品ぞろえが豊富なことと、栄養成分表示がきちんとしていることです。そのため、コツさえつかめばしっかり栄養をとることができます。

ポイントは太りやすいパターンをやせやすいパターンに変えることです。

■コンビニ食で太りやすいパターン

①炭水化物中心になる

おにぎりだけ、パンだけ、おにぎり＋カップラーメン、おにぎり＋パン＋甘いコーヒーなど、私が仕事でお話しするメタボリックシンドロームの人の多くがこのような食べ方をしています。

②メイン料理が抜ける

炭水化物中心の食事をすると、魚、肉、卵などたんぱく質がとれる主菜が不足しがちです。

③脂質の多いものが増える

レジ横のコロッケや唐揚げ、カツ丼、ハンバーグ弁当やミートソースパスタ、カップラーメンなど、脂質たっぷりのものはおいしいのでつい買ってしまいますよね。

④野菜不足になる

①の食べ方では野菜がほとんどとれませんし、お弁当を選んでも野菜があまり入っていないことが多いです。サラダやカット野菜を購入するのもいいですが、食べられる野菜の種類が限定されますし、ドレッシングを1袋かけると脂質が多くな

りすぎるという心配もあります。

⑤スイーツに手が伸びる

ランチを買うたびにスイーツを追加すると、当然太りやすくなります。

これらをやせやすいパターンにするために、以下のことを意識しましょう。

■コンビニ食でやせやすいパターン

①主食、主菜、副菜がそろっている

・**主食**…おにぎり、パックごはん、ロールパン、サンドイッチ、総菜パン、ざるそば、ざるうどんなど

・**主菜**…ゆで卵、茶碗蒸し、だし巻き卵、焼き鳥、サラダチキン、フランクフルト、唐揚げ、豆腐バー、おでんの厚揚げや練りもの、卵など

・**副菜**…野菜たっぷりカップみそ汁やスープ、サラダ、切干大根、ひじき、きんぴらごぼう、冷凍野菜など

この3品が1食に入っているとバランスが整いやすくなります。

なお、マーボー豆腐丼やチャーシュー麺は主食＋主菜、サラダチキン入りサラダや豚汁は主菜＋副菜というように、1品で2役以上をこなすメニューを選べば2品以下でもOKです。おにぎり、サンドイッチや総菜パンは種類によって主菜も含まれますが、量が少ないことが多いです。また、ざるそばなどの麺類は具材が少ないことが多く、ほぼ炭水化物しかとれないケースも少なくありません。主菜の適量は指を含まない手の平1枚程度なので、適量に満たない場合は主菜になるたんぱく質のおかずを追加するようにしてください。

（例）おにぎり＋焼き鳥、サンドイッチ＋サラダチキン、ざるそば＋切れているだし巻き卵など

②主食の第一選択はパックごはん、次に塩むすび

コンビニ食は塩分や脂質のとりすぎになりやす

いので、主食からなるべく余計なものをとらないに越したことはありません。その点、パックごはんは塩分、砂糖、油の添加がゼロの優秀な主食です。パックごはんを温めるのがめんどうという人は、おにぎりがいいでしょう。おかずと合わせるならシンプルな塩むすびがおすすめです。1個あたりの塩分量は0・8〜1・4gとコンビニによって幅があるので、塩分量が気になる人は栄養成分表示をチェックしてみてください。主食をごはんにすると、脂質量を抑えられるというメリットもあります。

③油のとりすぎをチェック

主食にパンや麺を選んだり、主菜にジューシーな肉料理を選ぶ際に注意したいのが油のとりすぎです。無意識のうちに脂質が多いメニューを選んでいる人が多いので、食べている食事にどれほどの油が含まれているのかをチェックするといいですよ。コンビニで販売されている加工品にはほぼすべてに、熱量（カロリー）、たんぱく質、脂質、炭水化物、食塩相当量が記載されています。

脂質の適量は年齢、性別により異なりますが、50代の女性なら1食あたり約18g、男性なら約24gの脂質が目安です。例えば主食をカルボナーラにすると1食あたりに含まれる脂質は18g前後、カレーパンならたった1個に同程度の脂質が含まれるので、かなり多いことがわかりますね。だから食べてはいけないわけではありません。1食の脂質が多い場合は、脂質少なめのサラダやスープを合わせたり、朝食や夕食は油が少ない和食にするなどして1日〜1週間単位で調整するといいですよ。

脂質の割合は多くなると6：4のバランスが崩れるので、カロリーが燃焼しにくくなり、やせにくくなります。適量範囲内におさめられるよう、どのようなメニューに油が多いかを知っておくことが大切です。

④野菜の選択肢をサラダ以外にも広げる

コンビニで買える野菜はサラダだけではありません。お弁当が置いてある冷蔵コーナーには、たっぷり野菜のスープ、切干大根、ひじき煮、きんぴらごぼう、ごぼうこんにゃく、たけのこの土佐煮、枝豆などさまざまな副菜が並んでいます。カップラーメンの横には、具だくさん味噌汁や野菜たっぷりミネストローネなど野菜がとれる汁ものも。副菜に限らず、野菜が豊富に使われている主菜も多いです。具だくさん豚汁、野菜たっぷりポトフ、ロールキャベツ、チキンのトマト煮、キムチチゲ、豚しゃぶ鍋、豚もやし炒めなどは1品で主菜にも副菜にもなります。セブンイレブンでは「2分の1日分の野菜を使用」というシールが貼られているのでわかりやすいですよ。

冷凍庫にも冷凍素材がいろいろあるので、まとめて買ってストックしておきたい人は冷凍庫もチェックしてみましょう。冷凍野菜があると、レンチンしてキュッと水気を絞って、ポン酢をかければ立派な副菜になります。またおかずにトッピングしたり、カップみそ汁に加えて具だくさんにするなど、手軽に野菜がとれるので便利です。野菜といえば生野菜しか視野になかったという人は、野菜総菜や冷凍野菜を活用して、毎日飽きずに野菜を食べてくださいね。

⑤スイーツより主食、主菜、副菜を優先

おいしいコンビニスイーツは、決して禁止ではありません。ただし楽しむのは食事から必要な栄養をしっかりとってから。スイーツには代謝を高める栄養素はほとんど入っていないので、高カロリーなのに燃えにくく太りやすいです。食事の優先順位をスイーツより上にしてください。栄養をしっかりとることで、がまんできなかったスイーツをすんなりやめられたという人も多いですよ。

冷凍食品を上手に取り入れるポイント

冷凍食品といえば調理の手間を省けるとても便利なアイテム。長期保存もできることから忙しい人に人気で、最近では冷凍食品のためのサブ冷凍庫を持つ人もいるほど。その一方で「添加物が多そう」「体に悪そう」というイメージを持っている人も少なくありません。

冷凍食品は選び方のポイントさえ押さえれば、健康を損なわず、栄養的にもバランスがいい食べ方をすることができます。さらに冷凍食品ならではのメリットもあるのです。

■冷凍食品のメリット

①保存料が使われていない

常温や冷蔵の加工食品には、腐敗や食中毒を防ぐため保存料がよく使用されます。一方、冷凍庫内の温度であるマイナス18℃は腐敗や食中毒の原因となるほとんどの菌が活動できないため、保存料が不要なのです。

②薄味にできる

常温や冷蔵の加工食品は保存性を高めるため塩分や糖分を多く使い、味つけを濃くしていることが多いです。その点、冷凍食品は鮮度の劣化が遅いため、控えめな味つけにすることができます。

③鮮度やおいしさを保てる

スーパーなどに並ぶ食材は出荷されてから数日たっているものも多く、栄養価が下がっていることが少なくありません。一方、冷凍食品は生産・収穫・加工されるとすぐに冷凍されるため、新鮮な状態を保つことができます。また冷凍技術の進歩により、食材の風味や食感が損なわれず冷凍されているため、おいしくいただくことができるのです。

④栄養素や旨みが増える

食材によっては冷凍することで栄養素や旨みが増えるものがあります。きのこは旨み成分のグアニル酸やグルタミン酸、アスパラギン酸などの栄養素が増えることが知られています。しじみ貝はオルニチン、にんじんはβ-カロテン、ほうれんそうはビタミンE、ごはんやかぼちゃなどでんぷん質が多い食べものは、レジスタントスターチという食物繊維に似た働きをする難消化性でんぷんが増えます。冷凍弁当に入っているごはんは、血糖値を上げにくいという点でおすすめです。

⑤価格が安定している

旬のある食材は市場価格が安い時期にたくさん収穫して一気に冷凍されます。そのためコストを抑えやすく、一年を通して安定した価格で販売されるのです。

一方で冷凍食品にはデメリットもあります。

■冷凍食品のデメリット

①添加物が使用されているものが多い

保存料は含まれていませんが、それ以外にさまざまな添加物が使われることが多いです。添加物が多いのはパスタやフライ、カツ、コロッケなどの揚げもの類、チャーハンやグラタン、ピザなど、レンジで温めるだけで手軽に食べられる商品が中心。使用される添加物は国の安全基準を満たしていますが、長期間とり続けることでどれほどの影響があるかはまだわかっていません。さらに複数の種類を組み合わせたときの悪影響は未知数です。

特に注意が必要な添加物を紹介します

◎**亜硝酸ナトリウム（発色剤）**…食肉のアミンと反応して発がん性物質に変化。大腸がんのリスクを高めるともいわれています。

◎**調味料（アミノ酸）**…神経細胞を破壊し、認知症などを引き起こすリスクが指摘されています。

◎**アスパルテーム、アセスルファムカリウム（甘味料）**…免疫力低下、発がん性や肝機能障害のリスクが指摘されています。

◎**カラメル色素、加工でんぷん、乳化剤、香料**…種類によっては安全性が未確認のものがありますが、どの種類が使用されているのか表示する義務がないため、詳細が確認できません。

②味つけの濃いものが多い

常温の総菜よりも薄味にできるはずの冷凍食品ですが、万人に好まれる味つけにするため塩分や糖分がたっぷり使われているケースが多いです。濃い味つけに慣れると味覚が鈍くなり、高カロリー、高塩分食品の摂取が増えて太りやすくなるのでご注意ください。

③質の悪い脂質が含まれていることがある

揚げものや脂質の多い総菜、食肉などに含まれている油は、時間の経過とともに酸化が進みます。冷凍すると酸化の速度は遅くなりますが、止まるわけではありません。長期保存する場合は注意が必要です。

また、マーガリンやショートニングなどのトランス脂肪酸が含まれている場合は要注意です。トランス脂肪酸はとりすぎると、LDL（悪玉）コレステロールが増え、HDL（善玉）コレステロールが減り、動脈硬化や心疾患、肥満、アレルギー性疾患のリスクが高まります。

④冷凍で味や食感が損なわれるものがある

にんじんやさといもなどの根菜類は水分が抜けてふにゃふにゃやぼそぼそになりやすいです。その一方で火の通りは早くなるため、調理時間を短縮できるというメリットもあります。

⑤解凍後は品質劣化が早い

冷凍食品は解凍して時間がたつと、味、栄養、風味、色や食感などが損なわれます。また再冷凍は基本的にできません。

これらを踏まえて、冷凍食品を活用するポイントをご紹介します。

①添加物は不使用か少なめのものを選ぶ

添加物が不使用かほとんど入っていないのは、冷凍野菜、冷凍肉など、素材そのものを冷凍したものや、冷凍うどんなど原材料がシンプルなものです。

加工品でもメーカーによっては無添加にこだわったり、余計な添加物を使用していないこともあります。「無添加」ならパッケージにその記載がありますし、添加物が多いかどうかは、パッケージの裏側にある原材料名でチェックできます。原材料は使用量が多い順に記載され、「／」のあとに表示されているのが添加物です。特に注意が必要な添加物が多いものは避けるか、食べる頻度を減らしましょう。

②原材料へのこだわりがあるものを選ぶ

こだわりがあるかどうかはパッケージだけではわかりませんが、見極めポイントをふたつお伝えします。

⑴原材料名に「（国産）」と書いてある

原材料は必ずしも国産品がいい、輸入品は質が劣るというわけではありません。ただ原材料名に「（国産）」と書いてある場合は、原材料に自信があるか、ていねいに食材選びをしている可能性が高いです。さらに県名や産地まで記載されているなら、さらに信頼度が高くなります。

安全性とは話がそれますが、国産品を選ぶと自給率が上がり、国内の生産者さんを助けることにつながりますし、輸送時の燃料消費が減って環境負荷を減らすことにもなります。

⑵有機（オーガニック）食材を使っている

パッケージに「有機JASマーク」があるもの、またアメリカの「USDAオーガニック」やEUの「ユーロリーフ」マークがあるものなどは、有機栽培で作られた野菜やそれらを使った加工品であるということです。必ずしも有機がいいというわけではないのですが、安心、安全な食品づくりにこだわっている商品を選ぶ目安になります。

③安すぎるものを常用しない

生鮮食品や国産品と比べて極端に安すぎるものは、安価で大量に仕入れられる輸入品を使っているケースが多いです。また、素材選び、生産・製造・加工の過程で何かを犠牲にしている可能性もあります。もちろん企業努力によって安価で提供しているものもあるので、「安価＝低品質」とは限りません。ただし、低価格のものは添加物が多く使われている傾向があるので、その点もあわせてチェックしましょう。

使い方次第で調理の手間を減らし、健康的にも食べられる冷凍食品。すべてを「体に悪そう」と判断せず、上手に活用してくださいね。

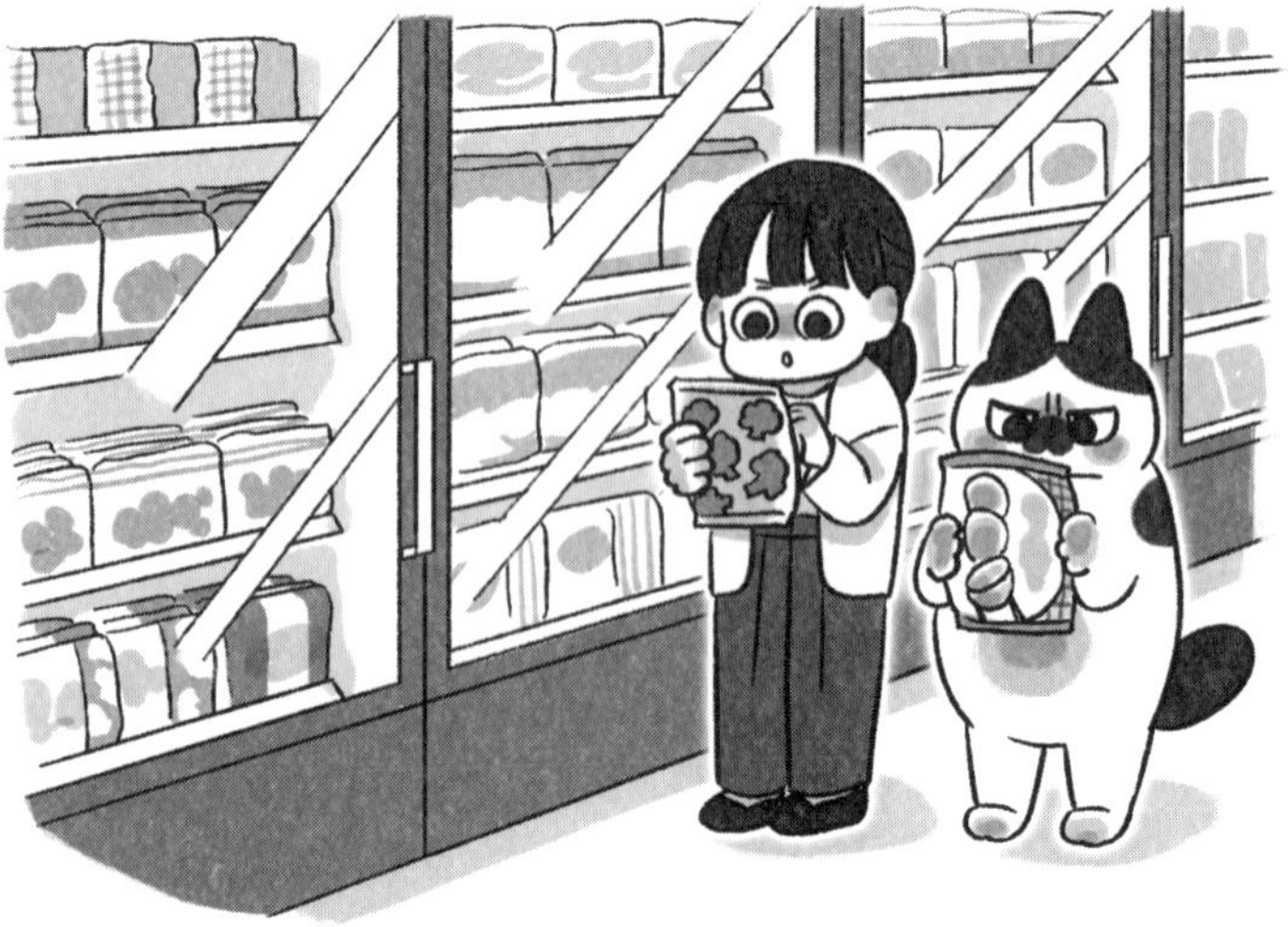

太りにくい揚げものの食べ方

「揚げものは太る」ことはみなさんご存じの通りです。だからといって絶対に食べてはいけないわけではありません。食べるポイントを押さえれば、おいしく食べても体型と健康を維持できます。

■揚げものを食べるときのポイント

①揚げたてを食べる

揚げものは揚げてから時間がたつと油が空気に触れて酸化してしまいます。酸化した油は血管を傷つけ、老化を進めるので避けたいですよね。食べるときは揚げたてを選び、すぐに食べましょう。いつ揚げたかわからない揚げものをテイクアウトして食べるのはおすすめできません。

②揚げ油は1回で使い切る

油は熱によっても酸化するため、揚げものをしたあとの油は酸化しています。「まだきれいだからまた使おう」などと置いておかず、1回ごとに使い切りましょう。酸化した油で揚げたものは、たとえ揚げたてでも酸化が進んでいます。

③酸化しにくい油を使う

油の酸化を避けるため、自宅で揚げものを作るときは酸化しにくい油を選ぶといいですよ。酸化しにくいのは、オメガ9系脂肪酸であるオレイン酸を多く含むオリーブオイル、キャノーラ油、米油などです。また、油は空気に触れると酸化するため、使用前の油も開封後はなるべく早く使い切るようにしてください。

④外食時はなるべくいいお店で食べる

自宅で使う油には気を配れても、外で口にする揚げものにどのような油が使われているかはわかりません。そこで揚げものを食べる場合はいいお店を選ぶようにしましょう。例えば高級な天ぷら屋さんなら、酸化しにくい油を使い、酸化が進まないよう油の入れ替えもこまめに行います。カラッと揚げてくれるので油のとりすぎも抑えられるのです。揚げている様子が見えるお店なら、油が透明で澄んでいるか、揚げるときにいい香りがするかどうかもチェックしてみてください。油の鮮度を確認できます。いいお店の揚げものは胸焼けや胃もたれしにくく、消化不良も起こしにくいです。いいお店かどうかは、値段だけではなく、食後に胃が重くならないかどうかでも判断できます。

一方、お手頃価格のお店では、サラダ油やコーン油など、オメガ6系脂肪酸の割合が多い油がよく使われています。オメガ6系脂肪酸は体にとって必須の脂肪酸ではありますが、実は大半の人がとりすぎといわれているのです。過剰にとると、血管が傷つきやすく、体内で炎症を起こしやすいので、血管の老化やアレルギー、肥満などの原因になります。また、油の入れ替え頻度が低いので酸化が進み、黒く濁ったドロドロの油で揚げていることもあります。このような油で揚げたものはなるべく避けるようにしましょう。

さらにお店によっては揚げものにトランス脂肪酸が添加されていることがあります。添加すると長時間サクサクした揚げたて食感を維持できるからです。ただしトランス脂肪酸は海外では危険とされ、禁止されている国もある油。脳の炎症を起こし、認知機能を下げ、老化を促進する恐れがあるので、とらないに越したことはありません。テイクアウトしても揚げたてのようにおいしい揚げものがあれば、トランス脂肪酸が使われているかもしれないのでご注意ください。

⑤量や頻度を調整する

揚げものの質にこだわっていたとしても、食べる量や回数が多ければ、当然太ります。量や回数に決まりはありませんが、1回量が多いなら週1回以下に、1回量は指を含まない手の平程度にするなら週2回まで、というように、量と頻度で調整するといいですよ。

⑥抗酸化物質で酸化を予防

揚げものを食べたあとは抗酸化作用のある食事で酸化を予防しましょう。おすすめは雑穀ごはんと味噌汁。雑穀も味噌も抗酸化物質が豊富な食材です。さらに味噌汁には抗酸化作用が高いβ-カロテンを含むにんじん、にら、パプリカ、ほうれんそうなど、カラフルな緑黄色野菜をたっぷり入れるといいですよ。

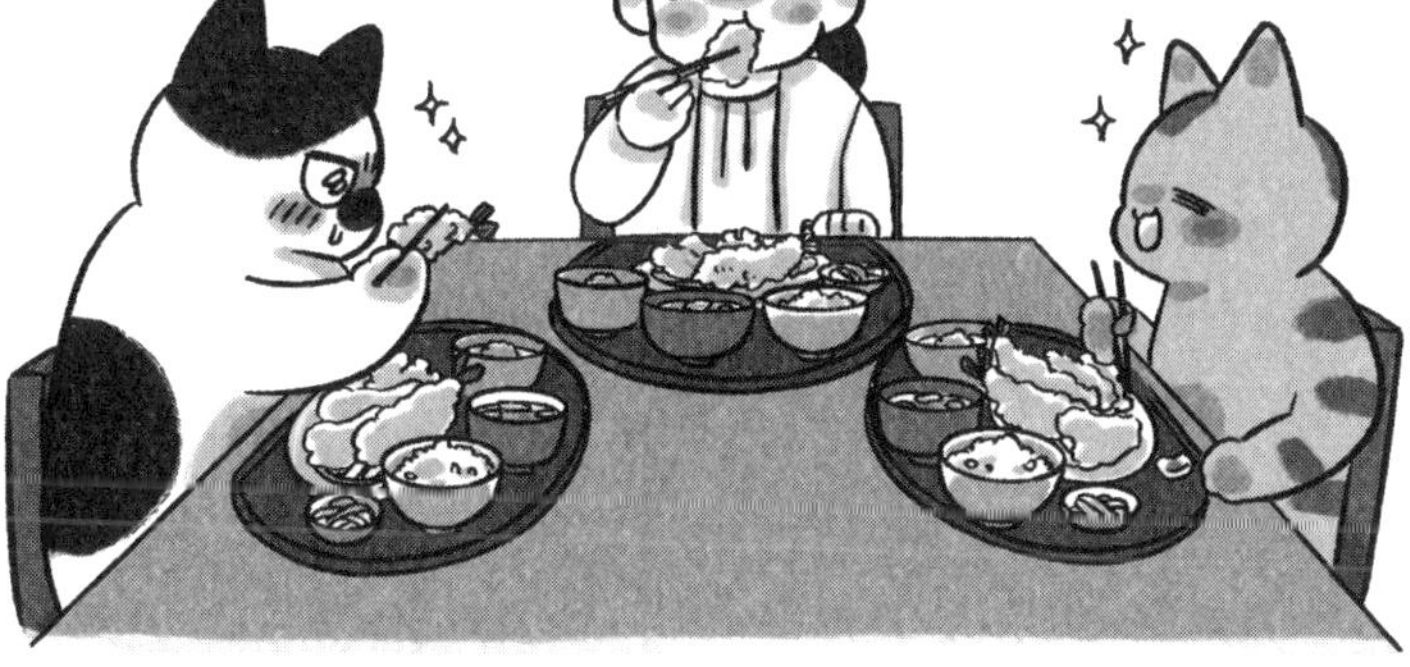

食物繊維不足を救う常備アイテム3選

食物繊維は腸内環境を整え、余計なものを排出したり、糖や脂肪の吸収を抑えて美容や健康を守るのにとても大切な栄養素です。厚生労働省の「日本人の食事摂取基準（2020年版）」では、生活習慣病を予防するための目標量は、18〜64歳で1日あたり男性21g以上、女性18g以上となっています。ところが実際は不足している人が多く、目標量をとれているのは60代以上の女性だけです（参考／厚生労働省 国民健康・栄養調査2019年）。

いきなり目標達成はハードルが高いかもしれないので、まずは1日3g増やすよう意識してみてください。なお、ごはんに雑穀を混ぜると、お茶碗1杯180gあたり約2gの食物繊維を増やせます。他にも、私が常備していて食物繊維をちょい足しできるストック食材を3つご紹介します。

①乾燥カットわかめ

味噌汁にぴったりなので、私は毎朝入れています。小さじ1（約1g）に含まれる食物繊維は約0・4gと決して多くはありませんが、1日3回入れると約1・2gとれるので、「3g増量」の足しになります。賞味期限は未開封で約1年、開封後は約6カ月です。

わかめには余計な塩分を体の外に出すカリウム、骨の健康を守るカルシウム、数多くの代謝をサポートするマグネシウムなどが含まれています。味噌汁に限らず、スープやうどん、そば、ラーメンなど汁ものなら簡単にちょい足しできるのでとても便利です。

②切干大根

乾燥させることで大根の栄養と旨みがギュッと

凝縮した切干大根は、1食10gで約2gの食物繊維がとれます。定番は煮ものですが、私のおすすめは味噌汁の仕上げに乾燥カットわかめと一緒に加えること。グツグツ煮込まないのでコリコリした食感が残り、咀嚼が増えるのです。そのうえ、噛めば噛むほど旨みが出て味わい深いです。

賞味期限は未開封で6カ月～1年程度。開封後は湿気を吸わないよう袋の空気を抜いて保存しましょう。冷蔵庫で開封前と同じくらい保存できますし、冷凍すると茶色く変色するのを防げます。

切干大根は生の大根と比べて、カルシウムが約20倍、カリウムが約15倍、貧血予防に大切な葉酸が約6倍も多く含まれています。

③納豆

ごはんのお供の定番、納豆は1パック50gに4・75gの食物繊維を含んでいます。そのうえ食物繊維の中でも水溶性食物繊維といって、糖や脂肪の吸収を抑える食物繊維が豊富です。水溶性食物繊維は便をやわらかくしてスルッと出やすくするので、減量中の人や便秘にお悩みの人は積極的に食べるといいですよ。

納豆は乾物ほど日持ちしませんが、冷凍保存することで約1カ月の保存が可能になります。冷凍するときのポイントは臭い移りしないよう、パックごと保存袋に入れ、空気を抜いて保存すること。食べるときは半日ほど冷蔵庫に移してゆっくり解凍すると風味も栄養も損ないません。この3つ以外にも食物繊維が豊富な食べものを下の表にまとめたので参考にしてくださいね。

食物繊量（100gあたり）

モロヘイヤ	5.9g（不溶性4.6g／水溶性1.3g）
ごぼう	5.7g（不溶性3.4g／水溶性2.3g）
アボカド	5.6g（不溶性3.9g／水溶性1.7g）
オクラ	5.0g（不溶性3.6g／水溶性1.4g）
しいたけ	4.6g（不溶性4.1g／水溶性0.4g）
なめこ	3.4g（不溶性2.4g／水溶性 1 g）
ゆで大豆	8.5g（不溶性6.4g／水溶性2.2g）

※参考：日本食品標準成分表2020年版（八訂）。

COLUMN.1

「いただきます」と「ごちそうさま」で食べる意識が変わります

普段なにげなく口にする言葉「いただきます」と「ごちそうさま」。誰に向けて言っている言葉か意識したことはありますか？

諸説ありますが、「いただきます」にはふたつの意味が込められているといわれています。ひとつ目は、米、野菜、魚、肉など生きていたものの命をいただくことへの感謝の気持ち。ふたつ目は、その命を食卓に届けるために関わった生産者、流通業者や調理者などすべての人への感謝の気持ちです。

そして「ごちそうさま」は漢字で「ご馳走さま」と書きますが、「馳走」とは「馬で走り回る」ことを意味する漢語です。「ごちそうさま」には、おいしいものを集めるためにあちこち走り回ってくれた人への感謝の気持ちが込められています。

「いただきます」も「ごちそうさま」もベースにあるのは「感謝」の気持ち。実は海外には食事前後に言う言葉はあるものの、「感謝」という意味は込められていないとのこと。日本ならではのすてきな言葉ですよね。「感謝していただく」うえで、おすすめしたい食材選びのポイントは、**「素材の形が想像できる食品」を選ぶこと**です。生きていたときの姿が想像できると、命をいただいていると実感しやすくなります。また、そのような食品は余計な加工が少ないので、食材そのものに含まれている栄養素が多いです。

「素材の形が想像できる食品」を増やすもっとも簡単な方法は、主食をごはんにすることです。ごはんは田んぼで育てたお米の皮を取り除き、水を加えて炊いた粒食なので、素材の形がよくわかります。

さらに粒々していてよく噛めるので、感謝の気持ちが増えやすいです。野菜がごろごろ入った味噌汁を添えれば、「感謝定食」になりますね。

これまで「いただきます」と「ごちそうさま」をなんとなく口にしていた人は、感謝の気持ちを込めるようにしてみてください。すると、食材選びや食べ方にいい変化が起きるはずです。

PART.4

食べてやせる献立&料理

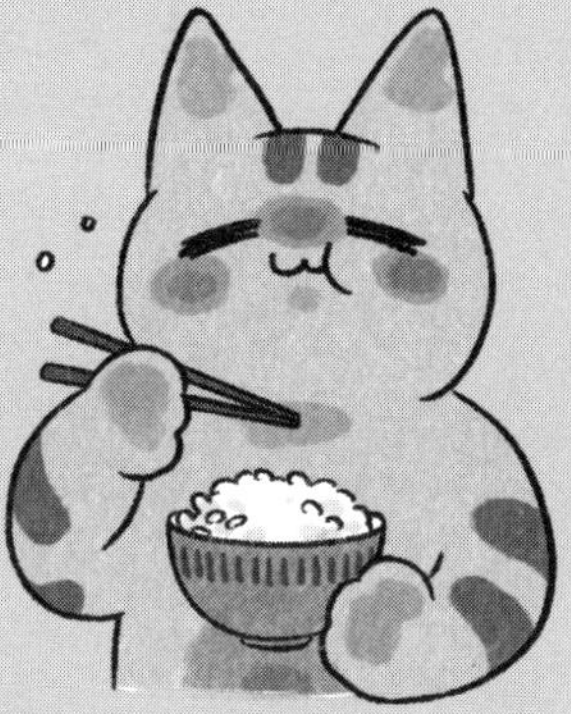

簡単な一汁一菜の献立の立て方

食事を用意するとき、献立作りに頭を悩ませていませんか？　手際よく1週間の献立をパパっと計画的に立てられる人はいいですが、ほとんどの人は「何を作ろうか」と考えながら食料品売り場をウロウロしたり、冷蔵庫の中身と相談しながらなんとなく決めているのではないでしょうか。ただそれでは似たような食材やメニューばかりになって、家族から「またこれ？」などという心ない言葉をかけられてしまうかもしれません。そうならないために、簡単に献立を決められて、しかも栄養バランスがよくなるポイントをご紹介します。

まず、バランスのいい献立の基本は、主食、主菜、副菜がそろっていることでしたね。さらに主食がごはん、副菜が具だくさん味噌汁の一汁一菜がおすすめとPART2でご説明しました。ただ、一汁一菜ばかりだとマンネリにならないか心配だと思います。マンネリになる一番の原因は、主菜が似たような料理になることではないでしょうか。そこでおすすめなのが、主菜を魚、肉、卵、大豆製品がまんべんなく食べられるようローテーションを組むことです。

わが家の場合、朝食には卵か納豆を交互に食べるか、その両方を食べています。そして昼食と夕食では、肉と魚を交互に食べています。さらに肉は鶏肉と豚肉を交互に（高価な牛肉はごくたまに）食べるので、献立を考えるときは、魚→鶏肉→魚→豚肉という順番になります。こうすると似たような食材ばかりが続くのを防げます。さらに使う食材が決まっていると購入時の選択肢やメニューの選択肢が絞れるので、買いもの時間の短縮やメニュー選びの悩みも減らせるのです。

なお、このローテーションはお好みでアレンジしてください。例えば、魚料理の頻度を抑えたい場合は、魚→鶏肉→豚肉→魚というローテーションでもいいですし、大豆製品も加えたいなら、魚→鶏肉→大豆製品→豚肉→魚といったローテーションにするといいですよね。もちろんここに卵や牛肉を加えてもかまいません。ローテーションにすると献立選びに迷うことが減るうえ、さまざまな種類のたんぱく質をまんべんなくとることができます。たんぱく質には個性があるので、同じ食材に偏るより、いろいろな食材からとるほうが栄養バランスも整いやすくなります。

　また、味つけは和、洋、中、エスニックなどバリエーションを増やすとさらに献立の幅が広がります。例えば鶏もも肉の場合、和食なら照り焼き、洋食ならトマト煮込み、中華ならバンバンジー、エスニックならカオマンガイというように、さまざまな料理にアレンジすると飽きません。主食のごはんはどのジャンルの料理にもマッチします。洋食や中華に味噌汁は合わないと思った場合は、味噌汁のだしをコンソメや中華だしにするのがおすすめです。またなにがなんでも味噌汁にこだわる必要はなく、たまには味噌汁以外のスープにしたり、サラダや和えものなど、別の副菜にしても問題ありません。

　大切なことは、一汁一菜の献立をラクに立てて、調理へのストレスを減らし、毎日おいしく、楽しく食べていただくことです。一汁一菜をバランスよく食べる献立のベースにしながら、適度にアレンジして飽きずに続けてくださいね。

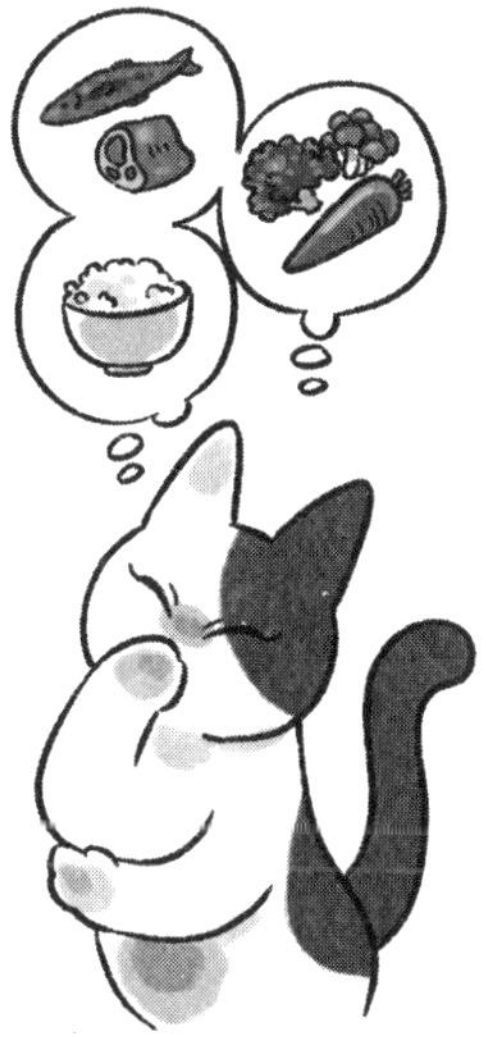

マンネリ防止！ 主菜バリエーションの増やし方

主菜のローテーションについて紹介しましたが、さらにマンネリを防ぐためにおすすめなのが、調理法を変えることです。普段の料理が煮ものばかり、炒めものばかりになっていませんか？ それでも飽きないなら問題ありませんが、単調になっていると感じるなら、調理法のバリエーションを増やしてみましょう。まずは左の表によく作る料理を書き込んでみてください。ご自身の料理の傾向が見えてきます。

一部の食材や調理法ばかりが埋まった人は、空欄を埋めてみてください。料理のレパートリーを増やすことができますよ。記入例を載せておきますので、参考になさってください。

主菜バリエーション一覧（記入例）

	魚	牛肉	豚肉	鶏肉	卵	大豆製品
生	・刺し身 ・漬け丼 ・カルパッチョ ・マリネ	・たたき			・生卵	・冷奴 ・豆腐サラダ
煮る／ゆでる	・さば味噌煮 ・ぶり大根 ・煮魚 ・アクアパッツァ	・シチュー ・肉じゃが ・牛丼	・ゆで豚 ・豚バラ大根 ・角煮 ・チャーシュー	・シチュー ・おろし煮 ・トマト煮込み ・チャーシュー	・ゆで卵 ・煮卵 ・温泉卵 ・味つけ卵	・肉豆腐 ・湯豆腐 ・厚揚げの煮物
焼く／炒める	・照り焼き ・ムニエル ・かば焼き	・ビビンパ ・青椒肉絲 ・ハンバーグ ・ステーキ	・しょうが焼き ・餃子 ・味噌炒め ・とんテキ	・照り焼き ・焼き鳥 ・ソテー	・目玉焼き ・卵焼き ・オムレツ	・麻婆豆腐 ・チャンプルー ・ステーキ
揚げる	・あじフライ ・甘酢あんかけ ・天ぷら	・コロッケ ・カツ	・とんカツ ・酢豚	・唐揚げ ・甘酢あんかけ	・フライドエッグ ・ゆで卵の天ぷら	・豆腐コロッケ ・がんもどき ・納豆揚げ
蒸す	・酒蒸し ・ホイル蒸し	・蒸し煮	・蒸し豚 ・シューマイ	・サラダチキン ・鶏ハム ・梅しそロール	・茶碗蒸し ・卵寄せ ・卵豆腐	・蒸し豆腐

主菜バリエーション一覧

	魚	牛肉	豚肉	鶏肉	卵	大豆製品
生						
煮る／ゆでる						
焼く／炒める						
揚げる						
蒸す						

具だくさん味噌汁のポイント

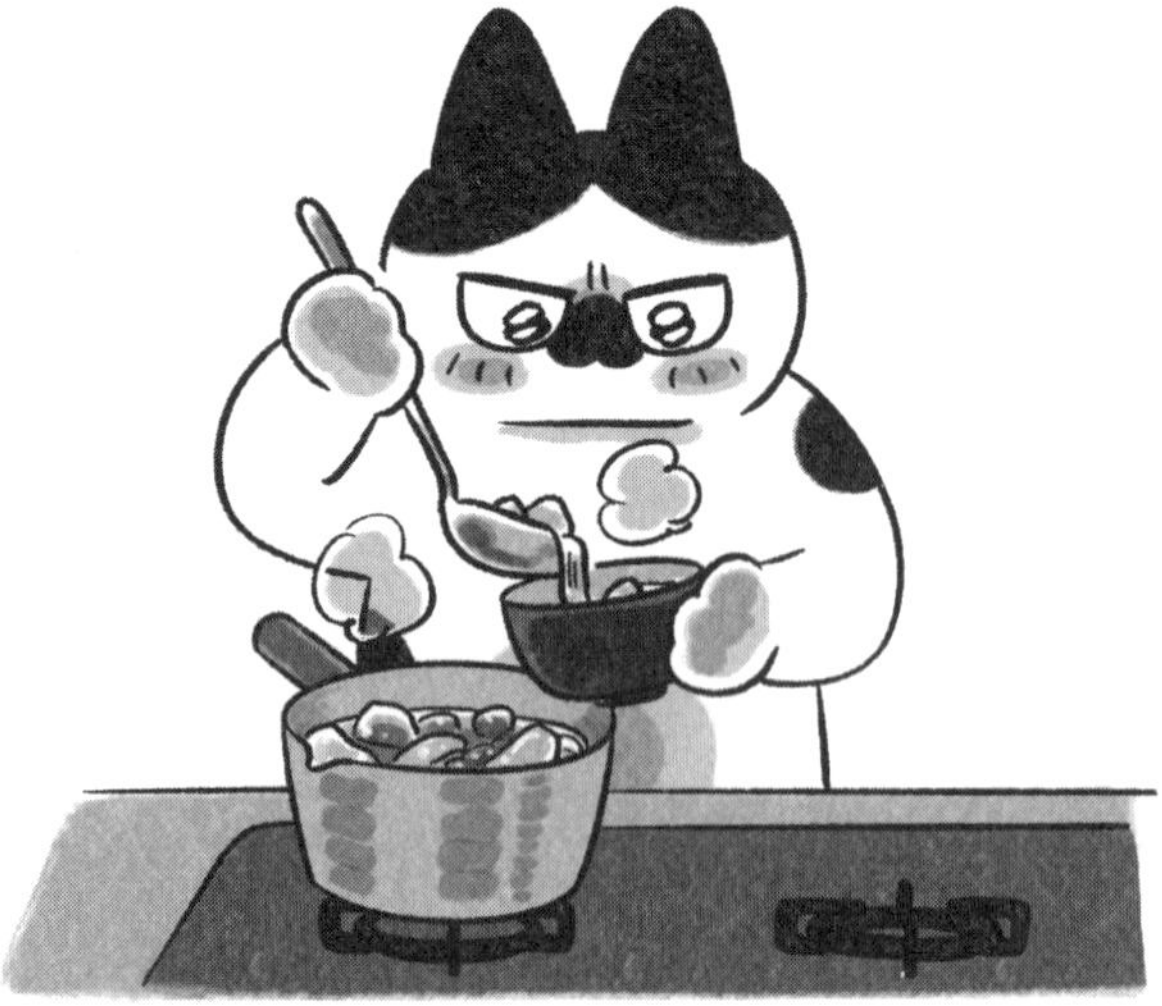

味噌汁を具だくさんにして作るときのポイントをご紹介します。ポイントなんて知らなくても大丈夫な人は参考にする必要はありません。ただ料理があまり得意ではない人は、目安量がわかるほうが作りやすいと思います。そこで私が普段作っているだいたいの量を含めてお伝えしますね。

具の量は汁から顔を出すくらい

具の量の目安は80〜120g程度。これくらい入れると、通常サイズの汁椀であれば具が汁から顔を出してくれます。120g入れると汁椀から具があふれそうになりますが、1日分の野菜350gのうちの3分の1量以上をとることができます。具はいろいろな種類を入れるとおいしくなりますし、さまざまな栄養をとれますが、必ず何種類も入れる必要はありません。

汁は1杯150㎖が目安ですが、具を120g入れると汁があふれるので量を調節しましょう。

私は1杯100～130㎖ほどで作っています。減塩したい人は汁を減らして具を増やすといいですよ。味噌の量を控えめにできますし、具から溶け出したカリウムという塩分排出をサポートするミネラルをより多くとることができます。

食材を大きめに切る

食事はよく噛んで食べることが大切です。しっかり咀嚼できるよう、具材はやや大きめに切りましょう。ただし、お急ぎの場合は小さめに切ったほうが火の通りがよくなりますし、小さい子どもや歯が悪い人が召し上がる場合は食べやすい大きさに切るほうがいいですよね。食べる相手に合わせて切り方は変えてみてください。

食材をやわらかく煮すぎない

くたくたに煮た野菜はとってもおいしいのですが、咀嚼が減ってしまいます。味噌汁の具はよく噛んで食べられるよう、食材の食感が残る程度に火を入れましょう。

味噌汁におすすめの3種の具材

味噌汁をおいしく、より健康的に食べるため、具材は以下の3種を入れることをおすすめしています。

◎**根菜類…**にんじん、大根、ごぼう、れんこん、いも類などの根菜類は、栄養がギュッと詰まっていて、食べ応えがあります。

◎**きのこ類…**低カロリーで旨みが強いので味噌汁の風味を引き立ててくれます。

◎**緑黄色野菜…**にんじん、小松菜、ほうれんそう、にら、パプリカ、グリーンアスパラガスなどの緑黄色野菜は、味噌汁に彩りを添えてくれます。

なお、どの野菜も旬を意識するといいですよ。185ページからは、味噌汁レシピを紹介していますので、あわせてご覧ください。

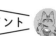

おすすめの味噌・だし・便利なアイテム

■味噌

味噌にはいろいろな種類や味があるので、個性が違う味噌を2~3種類くらい常備しておくと、飽きずに毎日楽しめます。味噌には米味噌、麦味噌、豆味噌があり、これらを混合したものが合わせ味噌です。米味噌は全国各地で作られています。麦味噌は九州、四国、中国地方が主な産地です。豆味噌は愛知、三重、岐阜が主な産地で、代表的なものに八丁味噌があります。

また同じ種類の味噌でも、甘口か辛口かによって味がまったく違います。塩が多いとしょっぱくなりますし、原材料に占める麹の割合が高くなると甘くなります。白味噌は麹をふんだんに使うので甘い味噌になるのです。さらに味噌には淡い色から濃い色までさまざまな色のバリエーションがありますよね。発酵・熟成が進むと色は濃くなり、風味やコク、旨みが変化するのです。

私は淡い色の味噌と濃い色の味噌を2種類、同じ容器に入れておいて、それらを混ぜて使うのがお気に入りです。また、旅先でその土地の味噌を購入することもよくあります。いろいろな味噌を使って、お味噌汁を楽しむのがおすすめです。

また、味噌は毎日の食事に欠かせないものなので、良質な原材料を使ってしっかり発酵・熟成されていて、余計な添加物が入っていないものを選びたいですね。チェックポイントは次の3つです。

①シンプルな原材料

基本の原材料は大豆、米または麦、塩のみです。これらだけで作られている味噌を選ぶようにしましょう。避けたいのは、旨み成分(アミノ酸など)、アルコールや酒精（発酵を止め、品質を安定させるために使用されます）、ビタミンB2（見た目をよくするために使われます）、ソルビン酸などの保存料が入っているもの。絶対にNGではありませんが、原材料はシンプルなほど品質はいい傾向にあります。

②天然醸造のもの

天然醸造とは、人工的な温度管理を加えず、半年〜1年以上かけてじっくり発酵・熟成させること。味噌は発酵・熟成の過程で、コクや香り、旨みが増し、酵母や乳酸菌などの働きにより発酵食品ならではの栄養素が増えるので、おいしくて体にいい味噌になるのです。天然醸造の味噌は、パッケージに「天然醸造味噌」、「生味噌」、「手作り味噌」などの記載があることが多いです。

一方、速醸造といって、人工的に熱を加えて発酵を早め、短期間で作られる味噌もあります。風味や旨みが控えめで、酵母や乳酸菌が死滅しやすいので栄養分も少なくなりやすいです。大量生産しやすく、価格も低めに設定できるため、流通しているほとんどの味噌は速醸造のものになります。せっかくなら天然醸造を選んでいただきたいですが、大きなデメリットは価格が高めなこと。家計と相談のうえ、お選びください。

③生きているもの

味噌は麹菌や酵母、乳酸菌の力を借りて熟成が進みます。ただし大半の市販品は品質を安定させ、賞味期限を長くするため、それらの働きを失活させています。失活したとしても発酵食品であることに変わりはありませんが、おいしさや栄養が増えることもありません。発酵パワーをより得られるよう、生きた味噌を選びましょう。見分け方は「要冷蔵」と記載があること、常温の棚ではなく、冷蔵コーナーにあること。さらに味噌が呼吸できるよう、パッケージが密封されていないか空気穴があいていることです。

なお、私は毎日、味噌汁を食べているので味噌を大量に消費します。はじめのうちは①〜③のポイントで選んだ味噌を購入していたのですが、すぐになくなるうえ、コストもかかるので、今では手作りしています。難しそうに思えますが、実はとても簡単に作れるのですよ。初めての人は味噌作り教室に参加するか、通販で味噌作りキットを購入して作るのがおすすめです。

■だし

味噌汁の味を左右するだしも、おいしくて体にいいものを選びたいですよね。かつお節や昆布からていねいにだしをとるとおいしいですが、なかなか手間がかかります。そこでおすすめの「手間なしだし」を3種類ご紹介します。

①粉末だしや粉末だしパック

粉末だしとは、かつお節、昆布、にぼし、あご、しいたけなど、だしの材料になる食材を粉末にしたもの。その粉末をティーバッグのような袋に小分けして入れてあるのが粉末だしパックです。お好みの量を入れるだけでだしの旨みが加わりますよ。だしパック1袋分の量が多いと思われる場合は、パックをびりびり破いて必要な量だけを入れても大丈夫です。

粉末だしの選び方は、素材のみが入ったシンプルなものを選ぶこと。原材料に調味料（アミノ酸など）、酵母エキス、デキストリンなどが入っているものは、塩分、糖分や化学調味料などが含まれます。素材の旨みをしっかり感じたい人は、原材料をチェックするようにしてください。

②煮干しだし

水に対して2％の分量の煮干しを数時間つけておくだけです。時間があるときは冷蔵庫で一晩おけばしっかりしただしになります。つけた煮干しはそのまま煮て具材にしてもいいですし、雑味が気になる場合は取り出して別に食べてもかまいません。カルシウムがとれるので、骨の健康が気に

＊著者使用の無添加だし／カラダがよろこぶ出汁（ビーバン）

なる人にはおすすめです。雑味のない上品な味に仕上げたい場合は、水につける前に頭とはらわたを取り除くといいですよ。

③野菜やきのこだし

味噌汁の具にする野菜やきのこからだしをとります。お鍋にたっぷりの野菜ときのこを入れ、鍋底5㎝程度の量の水を加えて火にかけます。沸騰したらふたをして弱火で約10分蒸し煮をすると、旨みたっぷりの濃いだしがとれます。そのまま水を追加して味噌汁に仕上げましょう。

■味噌汁作りを簡単にするグッズ&冷凍術

料理が苦手であまり手際がよくない私が、普段の味噌汁作りをなるべく手間なくできるよう工夫していることを3つご紹介します。

①時短グッズ「味噌マドラー」

味噌マドラーとは、決まった分量の味噌を簡単に計量できるアイテム。大さじ1の味噌を計量できるものが多いですが、商品によってはさらに大さじ2の味噌を計量できるものも。味噌の入った容器に差し込んで、くるくる回転させるとマドラー部分に適量の味噌が入ります。計量したあとは、そのまま鍋に入れて溶かせるので、お玉、菜箸や味噌こしを使う必要がありません。味噌汁の味も安定するのでとても便利ですよ。

②時短グッズ「しゃかしゃかねぎポット」

味噌汁の彩りや薬味に常備しておきたい細ねぎ。でもそのつど切るのは面倒ですよね。この容器に切ったねぎを入れておくと、まるでふりかけのようにねぎを片手でトッピングすることができます。容器の中にはスノコがあるため、余分な水分はスノコの下に落ちてねぎが水っぽくなるのを防いでくれます。スノコの下にキッチンペーパーを入れておくと、水気を吸ってくれますよ。私は常温でねぎを保存するのに使っていますが、もともとは冷凍ねぎを保存するための容器なので冷凍ももち

＊著者使用の時短グッズ／①レイエ 計量みそマドラー（オークス） ②しゃかしゃかねぎポット（大創産業）

ろんOK。スノコの上に棒がついているので、シャカシャカ振るとくっつきやすい冷凍ねぎがバラバラになって振りかけやすくなります。

③野菜、きのこ、油揚げなど味噌汁の具を冷凍

具材はまとめて買って冷凍しておくと時短できますし、買いものに行けない日にストックがあると重宝します。食材はすべて、水気をきって保存袋に入れ、空気を抜いて食材を平べったく伸ばし、アルミバットなどの上に平らにおいて冷凍しましょう。そうしておくと具材同士が固まって冷凍されるのを防ぎます。凍ったあとは立てて保存して大丈夫ですよ。冷凍した食材はそのまま味噌汁に加えればOK。きのこ類は冷凍すると組織が壊れて旨み成分が出やすくなるので、味噌汁がさらにおいしくなります。また、数種類の具材をミックスして1回分の味噌汁ストックを作っておくとさらに時短になります。

【保存方法（保存期間の目安）】

・**葉野菜や大根・かぶの葉、ブロッコリーなど…**切って冷凍、下ゆでしてもOK（約3週間）

・**きのこ類…**軸を落として食べる長さに切るかほぐして冷凍（約1カ月※なめこは2〜3週間）

・**かぼちゃ…**種とワタを取り除き、食べやすい大きさに切って冷凍（約3週間）

・**油揚げ…**お湯をかけて油抜き後、水気を絞ったら使う大きさに切って冷凍（約3週間）

【冷凍に向いていない食材】

キャベツ、トマトなど水分が多い野菜、根菜類、いも類…組織が壊れて食感が悪くなり、繊維質になります。ただし冷凍できないわけではありません。組織が壊れるかわりに火の通りは早くなるので、時短調理には向いています。食感が気にならない場合は食べやすい大きさに切って同様に冷凍してOKです。

PART.5

食べてスリムで健康に

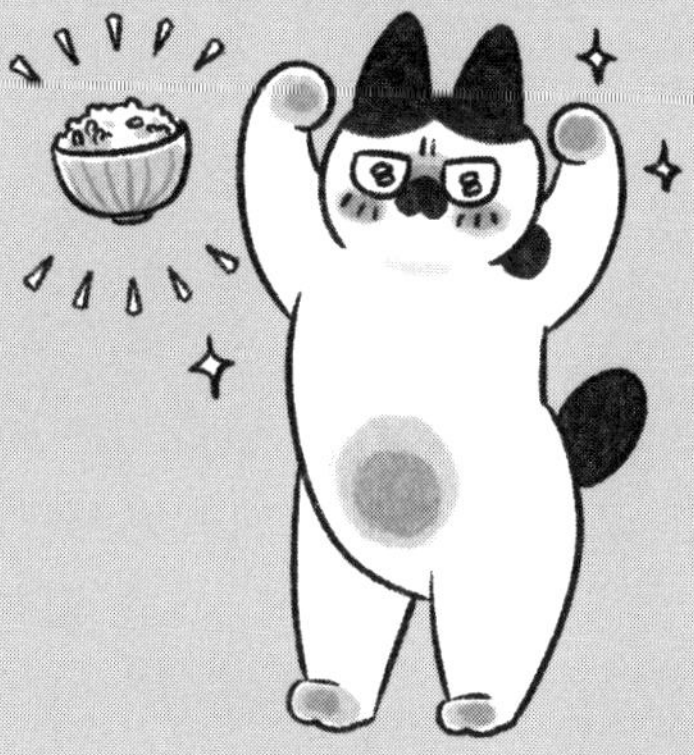

「お米」を食べると体温が上がって代謝もＵＰ

ここまで、しっかり食べるほうがやせやすい体になるということをお伝えしてきました。実際、私は約6年前に糖質制限食をやめ、ごはん量を増やし、ごはんとおかずのバランスを6：4に整えて食べるようにしていますが、食べても太りにくい体になったと感じています。その理由のひとつが「体温の上昇」です。

食事からカロリーをとると体温が上がります。カロリーとはエネルギーの単位のことで、1キロカロリーとは、1ℓの水の温度を1度上げるために必要なエネルギーのこと。つまり、カロリーをとるとポットに入れた水がグラグラ沸いて熱湯になるように、体の中ではエネルギーが燃やされて体がポカポカと温かくなるのです。

実際にお食事をサポートしたお客さまから「体温が上がりました」「しもやけが治りました」といった声を数多くいただいています。特にお米を少ししか食べていなかった人は冷えやすいので、食事を変えると大きな変化を感じやすいです。お米抜きでジムに通っていた方は、お米を食べ始めてわずか1週間で冷え性が治ったそうです。運動はカロリーを消耗するので、食事で補わないと冷えやすくなります。アスリートのように運動量が多い人の中には、冷え性で悩む人が少なくありません。カロリーを消費したら、その分を補うためにもしっかり食べることが大切です。

食べものが体の中に入ると、よく噛むことであごが動き、そのあとは食べものを消化するために胃が動き、次に腸が動いて栄養と水分を吸収して、最後は排泄します。このプロセスだけでもカロリーを消費するので、**食べることは運動と同じ効果**

があるエクササイズなのです。胃腸のエクササイズをすると、体を動かしたときと同じように体温が上がります。体温が上がると胃腸だけではなく体中の臓器の活動が活発になり、基礎代謝量が増えるのです。基礎代謝は何もしていなくても消費されるカロリーなので、基礎代謝が増えると食べても太りにくくなっていきます。

「太りたくないから低カロリーのものばかり選んでいる」という人は、もしかしたら自ら体温を下げ、基礎代謝量を減らしているかもしれません。心当たりがある人は、朝起きてすぐ、起き上がる前に体温を測ってみてください。35度台の場合は冷えやすく、やせにくい体です。体温は最低でも36度台、36度台後半だとベストです。体を温めるためにも、ごはん6割：おかず4割を意識してしっかり食べましょう。カロリーが燃えて、体温が上がるのを感じられるはずです。

食べても体温が上がっているかよくわからないという場合は、筋肉量が少ない可能性があります。筋肉は体温を産み出す役割があるのですが、食事量を減らしすぎていると筋肉も減り、さらに冷えやすくなるのです。筋肉を増やすために、筋肉の材料になるたんぱく質が多い魚、肉、卵、大豆製品などを食べましょう。そして忘れてはいけないのが、たんぱく質を筋肉に合成するためのエネルギー源であるお米をしっかり食べることです。エネルギー源が足りないとたんぱく質は筋肉の合成に回されなくなるので、筋肉は増えません。

これまで冷えた体を外側からしか温めていなかった人は、食べることで内側からも温めてみてください。お米を中心にバランスよく食べると、カロリーが燃えて、体が温かくなります。カロリーはしっかり燃やせば脂肪に変わることはありません。また、筋肉も増えやすくなり、筋肉が増えると体温が上がり、基礎代謝も増えますよ。

「お米」を食べるとメンタルが安定して心も健康に

食べもので体が変わることはイメージできても、メンタルが変わるなんてピンとこないという人が多いのではないでしょうか。心をコントロールしている脳は、食べたものだけをエネルギーにして動いています。ということは「何を食べるか」は、メンタルに大きな影響を与えるのです。

みなさんはおなかがすいてイライラした経験はありませんか？ 昼食前はなぜか口調が強くなったり、集中力が途切れてミスをしたり……。このような状態になるのは、脳の栄養不足が原因です。脳の栄養といえば食事からとる「糖」ですが、食事前は血液中の糖が減って脳に十分な栄養が行き届かなくなります。脳の血流が悪くなって眠気や判断力の低下を招いたり、気持ちの抑制がきかなくなることもあるのです。

すると脳はなんとか血糖値を上げようと、体を奮い立たせるアドレナリンやノルアドレナリンといった興奮系のホルモンを分泌します。その結果、イライラしたり、攻撃的になったり、気持ちのアップダウンが激しくなることがあるのです。食事からとる糖を減らすとこのような脳のエネルギー切れを起こしやすくなります。糖質オフや低糖質の食事はメンタルを不安定にさせやすいので、おすすめできません。

なお、糖をとるときに、パンだけ、麺だけといった糖質単体の食事をとると、血糖値が急上昇・急降下する血糖値スパイクを起こしやすいです。血糖値スパイクが起きると、血糖値が急降下して食後すぐにおなかがすいたり、血糖値を上げるためにアドレナリンが分泌されてイライラしたり、不安感が強くなったりします。また、パンや麺はあまり噛まずに食べる人が多いですが、早食いもまた血糖値スパイクを起こしやすいです。

食事から糖をとるなら、よく噛んで食べられる「お米」をおすすめします。白米でもいいですが、雑穀を加えるとさらに咀嚼が増えやすいです。また単品で食べるのではなく、野菜、海藻、きのこ類がたっぷり入ったお味噌汁とセットで食べると、血糖値の急上昇を抑えられます。お味噌汁からよく噛んで食べることで、食物繊維が糖の吸収を穏やかにしてくれるからです。

一方、糖の中でも心の平安を乱しやすいのは「甘いもの」です。甘いお菓子や飲みものに含まれる砂糖などの糖分は、甘くないごはんなどのでんぷんよりすばやく吸収されます。そのため血糖値スパイクを起こしやすく、その後に血糖値が急降下して低血糖になりやすいです。低血糖になると、脳は糖をとるよう摂食中枢に指令を出すのですが、そのときに甘いものをとるとまた血糖値が乱高下するという負のループに陥ります。低血糖時に分泌される血糖値を上げるアドレナリンなどのホルモンは、イライラや興奮を引き起こすので、血糖値が不安定になると心が落ち着かなくなるのです。

イライラして甘いものがやめられない人は、食事からとる糖が十分ではないことが多いです。まずは**1日3回、しっかり「お米」をお茶碗1杯は食べるようにしてみましょう。すると脳が満足して、甘いもの欲がウソのように消えていきます。**

私が食事サポートしているお客さまからも「ストレス解消のために甘いものを食べることがなくなりました」という声を多数いただいています。甘いものは禁止ではないのですが、甘いものに依存するとメンタルが不安定になります。脳の栄養は「お米」でしっかり満たし、イライフ解消で甘いものを食べるのは卒業しましょう。すると心が落ち着いてゆったりした気持ちになりますよ。

「お米」を食べると睡眠の質も向上

「眠りが浅くて夜中に目が覚める」「寝ても疲れがとれていない」「日中の眠気がひどい」……など、睡眠についてのお悩みはありますか？ 実は日本人の約5人に1人は睡眠でしっかり休養できていないと感じているそうです（国民健康・栄養調査 2019年、厚生労働省）。睡眠の質は心と体の健康に大きな影響を与えることから、厚生労働省は2024年2月に「健康づくりのための睡眠ガイド2023」を発表して、良質な睡眠をとるように呼び掛けています。

1日の適正な睡眠時間は成人の場合、個人差はありますが6～8時間程度。最低でも6時間以上は確保するよう推奨されています。そうはいっても、仕事や家事に追われて「がんばる」ことを優先してきた人にとって「休養する」のは意外に難しいもの。そこで睡眠の質を上げるために食べてほしいのが「お米」です。

お米には、良質な眠りを誘う睡眠ホルモン「メラトニン」の材料が含まれています。メラトニンは「セロトニン」という神経伝達物質を原料としているのですが、セロトニンは必須アミノ酸である「トリプトファン」から合成されるのです。トリプトファンは体内で生成できないので、食事からとる必要があります。そのトリプトファンが含まれているのがお米なのです。

トリプトファンはお米などの穀物以外にも、味噌・納豆・豆腐などの大豆製品、卵、ヨーグルト・チーズ・牛乳などの乳製品、肉や魚などに多く含まれています。摂取量の目安は日本人の食事摂取基準（2020年版）によると、体重1kgあたり1日4㎎。体重が50kgの人の場合は200

食品中のトリプトファン含有量

食品	含有量(100g)	含有量(1食あたり)
白ごはん	35mg	63mg (180g)
玄米ごはん	42mg	75.6mg (180g)
木綿豆腐	100mg	150mg (小1丁150g)
納豆	250mg	125mg (50g)
豆乳	53mg	106mg (200mℓ)
味噌	140mg	12.6mg (大さじ1/2)
卵	190mg	95mg (M寸1個50g)
牛乳	46mg	92mg (200mℓ)
鶏胸肉(皮なし)	300mg	240mg (80g)
豚ロース肉(赤身)	280mg	224mg (80g)
まぐろ赤身	260mg	208mg (80g)
鮭	250mg	200mg (80g)

参考:「日本食品標準成分表2020年版(八訂)」

mgとなります。

白ごはんに含まれている量は決して多くありませんが、毎食お茶碗1杯を3食、食べるとかなりの量をとることができます。ごはんと味噌汁に納豆か卵か鮭などのおかずを合わせれば、無理なく1日分をとれますね。トリプトファンをとると、日中は脳内でセロトニンに変わり、夜になるとメラトニンに変化します。セロトニンは睡眠中にほとんど作られないので、朝食でトリプトファンをしっかりとっておくことが大切です。

なおセロトニンは幸せホルモンとも呼ばれていて、心と体を落ち着かせ、ポジティブで前向きな気持ちにさせてくれる働きがあります。よく噛むことで分泌量が増えるので、パンや麺より咀嚼が増えやすいお米を主食にするのがおすすめです。

さらに日中、特に午前中に太陽光を浴びて、適度な運動をすることでも分泌されやすくなるので、朝食後に軽く散歩できるとなおいいですね。

「お米」を食べると健康診断の結果が改善!?

メタボリックシンドロームと診断されて栄養指導を受ける人の中には、お米をあまり食べていない人が多いです。「お米を減らせばやせる」と信じ、よかれと思ってお米の量を減らしているのです。その結果、かえってやせにくくなり健康診断の結果を悪化させている人は少なくありません。

お米は適切に食べるとやせやすくなり、血液の状態もよくなって、メタボリックシンドロームの改善につながります。そこで、メタボ改善におすすめのお米の食べ方と、おすすめではない食べ方について検査項目別にご紹介します（カッコ内の数値はメタボリックシンドロームの診断基準です）。

■腹囲（男性85㎝以上、女性90㎝以上※内臓脂肪面積100㎠以上相当）

ポッコリおなかの原因である内臓脂肪は、増えると悪玉ホルモンを分泌して血圧、血糖、脂質などの数値を悪化させます。内臓脂肪を減らすには脂肪が燃えやすいごはん6割：おかず4割のバランスで食べることが大切です。お米を減らすとこのバランスが崩れやすく、さらにエネルギー不足で代謝が下がってやせにくくなります。

■血圧について（収縮期血圧130ｍｍＨg以上かつまたは拡張期最小血圧85ｍｍＨg以上）

高血圧は動脈硬化の原因になり、心疾患や脳血管疾患のリスクを高めます。血圧を上げる代表的な要因のひとつが塩分のとりすぎです。お米を減らすと相対的におかずが増えることで、塩分が増えやすくなります。というのも、お米と違っておかずには、必ずといっていいほど塩分が入るからです。さらにおかずだけで食べると飲酒量が増える傾向がありますが、多量飲酒は高血圧の大きな原因となります。またおつまみも高塩分のものが多いです。血圧が気になる人ほどごはんをしっかり食べ、塩分を含むおかずの量を控え、できればお酒もほどほどに楽しむようにしてください。

■血糖値について（空腹時血糖110㎎／㎗以上）

血糖値が高いと、糖尿病、心疾患や脳血管疾患のリスクを高めます。血糖値は、甘いものの多量飲食、欠食やムラ食い、主食に偏った食事、早食い、野菜不足などで上がりやすいです。

血糖値が高いと真っ先にお米を減らす人が多いですが、お米を減らすと脳がエネルギー不足になって甘いものを無性に欲しがります。甘い糖は、お米など甘くない糖と比べて吸収スピードが早いため、血糖値スパイクを起こしやすく、血糖値スパイクが起こると血管が傷ついて動脈硬化が進行し、その後の血糖値が不安定になります。お米を食べると甘いもの欲が落ち着くので、毎食お茶碗1杯は食べることをおすすめします。

なお、食事を抜いたり、食べてもお米を抜いたり、抜いたあとに大盛りごはんを食べるなどのムラ食いは、血糖値を不安定にします。特にお米を抜いたあとの食事では血糖値がスパイクしやすいので、欠食や主食抜きの食事は避けましょう。

また、丼や麺など炭水化物中心の食事を単品で食べたり、麺とごはんなどのような重ね食べをすると、早食いや野菜不足になりやすいです。その結果、血糖値スパイクが起きて血糖値が不安定になります。お米を食べるときは野菜がとれるおかずをセットにして、ゆっくりよく噛んで食べるようにしましょう。麺は特に早食いになりやすいので、主食はごはん中心にするのがおすすめです。

■脂質について（中性脂肪150㎎／㎗以上かつまたはＨＤＬコレステロール40㎎／㎗未満）

中性脂肪は増えすぎると、ＨＤＬ（善玉）コレステロールを減らし、悪性度の高い小型のＬＤＬ

（悪玉）コレステロールを増やして動脈硬化を進行させます。中性脂肪はカロリーの過剰摂取、甘いものの多量飲食、欠食やムラ食い、主食に偏った食事、早食い、野菜不足などで増えやすいです。お米を減らすとおかずが増えることが多く、油が多いおかずの場合はカロリーが過剰になる傾向があります。お米を食べておかずを控えめにすると、油の量を抑えられ、栄養バランスが整い、トータルカロリーも抑えやすいです。

なお、甘いものの多量飲食、欠食やムラ食い、主食に偏った食事、早食い、野菜不足などは血糖値の項目でも紹介したように、血糖値スパイクを引き起こしやすいです。血糖値スパイクが起きると、血糖値を下げるホルモンのインスリンが多量に分泌されて余分な糖を脂肪に変えるため、中性脂肪が増えやすくなります。血糖値の対策と合わせて血糖値スパイクが起きにくい食事を心がけましょう。

■LDLコレステロールについて

LDL（悪玉）コレステロール（以下、LDL）は脂質の検査項目ですが、メタボリックシンドロームの診断基準には含まれていないので、分けてご紹介します。LDLが増えると、血管が詰まりやすくなり、心筋梗塞、脳梗塞などになるリスクが高まります。なお、脂質異常症の診断基準は140㎎/dℓ以上です。

LDLは飽和脂肪酸（肉の脂、バター・ラード、乳製品などに多い）やトランス脂肪酸（市販のパン、クッキー、ビスケット、チョコやドーナツなどの菓子類、カレールーなどの加工食品、ファストフードのポテトなどに多い）の過剰摂取、食物繊維不足で上がりやすくなります。

お米を減らすとおかずが増えて、飽和脂肪酸の摂取が増える傾向にあります。特におかずが肉中心の人で、ジューシーな肉料理が好きな人は要注意です。また、パン食にすると、市販のパンにはマーガリン、ショートニング、ファストスプレッドといったトランス脂肪酸が含まれていることが多いので気をつけましょう。さらにごはんを減らすと、脳が栄養不足になるので間食欲が増えます。間食にはトランス脂肪酸を含む食べものが多いので、食べすぎないようご注意ください。主食でお米を食べておくと、おかずを適量で抑えられ、間食も控えやすいので、LDLが気になる人ほど、お米はしっかり食べるといいですよ。

また、LDLは青魚、大豆製品や野菜、海藻、きのこ類をとると下がりやすくなります。ごはんと野菜たっぷりの味噌汁に、納豆や魚のような和食の献立はLDLを下げるのにおすすめです。

いずれの数値も共通していえることは、お米を中心としたごはん6割:おかず4割の食べ方をすると、改善が見込めるということです。さらに具だくさんの味噌汁を食べることで食物繊維の摂取が増えるので、体内の余計な塩分、糖や脂質が排出されやすくなります。味噌汁の塩分が気になる人は、具を多め、汁を少なめにすることで、塩分は控えめにできますし、具材から塩分を体外に排出するサポートをするカリウムというミネラルをしっかりとることができます。実際、私がサポートしたお客さまの中には、「健康診断の結果が改善しました」とご報告してくださる方が多いです。

もちろん、健康診断の数値が悪化する要因は、食習慣や生活習慣、体質によりさまざまなので、すべての人の数値が必ずよくなると断言することができません。また、すでに何かの疾患で治療や服薬をされている方については、かかりつけのお医者様の指示に従うことが何より優先されます。ただ、「お米を減らす」ことで栄養バランスが乱れている人は、食事を整えることを意識してみてください。お米はきっとあなたの健康の味方になってくれるはずです。

「お米」を食べて潤いのあるツヤ肌に

肌の乾燥やしわ、しみやくすみが気になる、そんなときに高価な化粧品に変えたり、エステに行ったりと、外側からのケアにばかり力を入れていませんか？　もちろん、それらも効果はあると思いますが、あまりお金や時間をかけられない場合もありますよね。そこで、どんな人もそれほど手間をかけず、手軽にとり入れられる美肌法をご紹介します。それは「お米」をしっかり食べることです。なぜ、お米を食べると美肌になるのか、その理由を説明します。

■肌が潤う

お米を食べると、体内のすみずみまで水分が行き渡り、肌が潤います。なぜなら、お米に多く含まれている炭水化物はグリコーゲンという形で肝臓や筋肉に蓄えられるときに、1分子に対して3〜4分子の水と結合するからです。グリコーゲンが十分にあると一緒に蓄えられる水分量も増えるので、体がズッシリ重くなるのです。

お米を減らしたり抜いたりすると、グリコーゲンが消費されて、結合されていた水は尿や汗として体の外へ出ていきます。その量は個人差がありますが、1・5〜3kg程度。体重は軽くなるので喜ぶ人もいますが、減ったのは脂肪ではなく潤いです。500㎖のペットボトル3〜6本分の水分が減るなんて、体が乾燥しそうだと思いませんか。

一方、お米をしっかり食べるとグリコーゲンと一緒に水分も戻ってきます。お米量を増やしたお客さまからは、「肌がツヤツヤしてきた」「冬場は粉を吹くほど肌がカサカサだったのに、クリームを塗らなくても大丈夫になった」など、肌が潤ったという声が非常に多いです。

■新陳代謝が活発になる

古い細胞を捨て、新しい細胞に作り替える新陳代謝。新陳代謝が活発だと、肌の生まれ変わり、いわゆるターンオーバーがスムーズになります。ターンオーバーの妨げになる大きな要因のひとつがエネルギー不足です。十分なエネルギーがないと、体は肌を作り替える余裕がありません。また新陳代謝に大切な成長ホルモンは睡眠中に分泌されやすいので、夕食でお米を抜くのは美肌作りに大きなマイナスです。

お米をしっかり食べると体がエネルギーで満たされ、新陳代謝も活発になります。その結果、肌の生まれ変わりサイクルが早くなり、いきいきとした状態を保てるようになるのです。

■腸内環境が整う

お米は糖質の塊、と思われがちですが、実は食物繊維が多いということがわかってきました。また お米の糖質には食物繊維のような働きをする「レジスタントスターチ」という成分が含まれています。さらに分解される過程で一部がオリゴ糖になって、腸内細菌のエサになることで善玉菌を元気にします。つまり、お米は食物繊維＋レジスタントスターチ＋オリゴ糖のチカラで腸内環境を整えてくれるのです。

腸内環境が整うと、老廃物の排出がスムーズになり、腸内がキレイな状態で保たれます。腸は体の中にありますが、腸壁は一枚の皮で体の外の肌とつながっているので、腸内がキレイになると、体の外にある肌もキレイになるのです。実際、「お米を食べると便秘が解消して、お肌の調子もよくなった」というお客さまは非常に多いです。

お米は体を中からキレイにしてくれる、非常に優秀な美肌食材なのです。

「お米」を食べると疲れがとれやすい体に

仕事や外出から戻り、ほっと腰を下ろすと、ズンと体が重くなったように感じて立ち上がれない。そんな経験はありませんか。私はあります。お米を今ほど食べていなかった頃、年齢的には今より若かったにもかかわらず、今よりずっと疲れていました。お米をしっかり食べるようになると、疲れにくくなり、疲れても回復が早くなったのです。お米はなぜそれほど疲れにいいのでしょうか。その理由を説明します。

お米に多く含まれている炭水化物はエネルギー源として使われますが、使い切れないとグリコーゲンや中性脂肪として蓄えられます。グリコーゲンとは肝臓や筋肉に貯蔵される体のエネルギー貯金のこと。肝臓のグリコーゲンは空腹時に血糖値が下がると、ブドウ糖に分解されて血糖値を安定させる働きがあります。血糖値の低下は疲労感につながるので、**十分なグリコーゲンがある体は疲れにくいのです。**筋肉のグリコーゲンは筋肉を動かすときに使われるため、マラソンのようにスタミナがいるスポーツをすると特に消耗されます。運動する人はもちろん、日常生活でも体をよく動かす人は、お米を普段からしっかり食べてグリコーゲンをチャージしておくことが大切です。

それでもグリコーゲンの貯蔵量には限界があるので、長時間の絶食や運動のあとには使い切ってしまうことがあります。その場合に消費されるのが中性脂肪です。中性脂肪は悪者にされがちですが、とても大切なエネルギー源になります。もちろんため込みすぎは動脈硬化の原因になるのでよくありません。ただ、グリコーゲンを使い切ったあとの備えとして最低限の蓄えは必要です。

つまり、疲れがとれやすい体を作るために大切なのは次の2点となります。

①グリコーゲンを体内に十分備えておくこと

②中性脂肪をある程度、体内に貯蔵しておくこと

この両方の条件を満たすためには、普段からお米を食べて、エネルギーが枯渇しないようにしておく必要があります。ところが、糖質制限や欠食などでお米を食べる量が少ないと、グリコーゲンや中性脂肪が減ってしまうのです。その結果、次の食事までにエネルギー切れになり、ドッとした疲れに襲われることになります。

なお、パンや麺も炭水化物中心の食べものなのでエネルギー源にはなりますが、小麦製品は粉食のため、粒食のお米と比べると持続力がやや劣ります。元気な状態を長持ちさせるならお米がおすすめです。お米の粒をよく噛んで食べると胃腸の働きもよくなり、必要な栄養をしっかり吸収できるのでより疲れにくくなります。

また、パンやラーメンなどの麺類を食べる頻度が多いと、脂質の摂取が増えやすくなります。すると使い切れないエネルギーが多くなり、その結果として増えるのが中性脂肪です。中性脂肪は少なすぎると疲れやすくなりますが、増えすぎるとおなかがポッコリして見た目にも健康にもよくありません。さらに脂質が多い食事は消化の負担が大きいため、胃腸が疲れてしまいます。胃腸が疲れると、疲労回復のための栄養素を十分に吸収できないため、疲れがとれにくくなるのです。

お米は低脂質なので、胃腸に負担をかける心配はそれほどありません。また、ごはん6割：おかず4割を意識すると、多少おかずから脂質をとってもとりすぎにはなりにくいです。さらに具だくさんの味噌汁からビタミンやミネラルをとれば、疲労の回復も早くなります。疲れがとれやすくスタミナのある体になるために、お米を中心とした食事をしっかりとるようにしましょう。

「お米」を食べれば何歳からでも心と体は変えられる

私は30代の頃から夕食で食べるお米の量を減らしたり抜いたりしていて、２０１７年には夕食時にお米をまったく食べなくなりました。当時はお米がそれほど大切だと思っていなかったのです。疲れやすさやだるさがありましたが、年のせいだと思っていましたし、落ち込みやすかったのですが、性格だから治らないとあきらめていました。

そのうち朝もお米を食べなくなると、便秘、疲れやすさ、肌トラブル、イライラや不安感などの体調不良やメンタル不調が顕著になったのです。そのときになってはじめて、それらの原因が「お米不足」のせいかもしれないと気づきました。

そこで２０１８年からお米を１日３回食べるようになり、食べる量も少しずつ増やしていったのです。すると、糖質制限をしてから悪化していた便秘が解消し、夕方に襲われていた疲労感がなくなりました。カサカサにしぼんでくすんでいた肌には潤いが戻り、なにより気持ちが前向きになったのです。

体質や年齢、性格のせいにして変わらないと思っていた数々の悩みが、お米を食べるとウソみたいにスッと消えていきました。まるで真っ黒だったオセロがパタパタと真っ白に変わっていくような感覚です。意外だったのはネガティブ思考がポジティブになったこと。小さなことにこだわったりクヨクヨしたりしなくなりました。食事を変えると気持ちまで変わるなんて、栄養専門学校では習っていません。人間関係にもいい変化があり、人生が大きく動きました。

私がお米をしっかり食べ始めたのは40歳をすぎてからです。それでも、心と体への影響が非常に大きいと感じました。**食事を変えれば、何歳からでも心と体は変えられる。**そう確信したので、SNSで私が実践した食事法を発信するようになりました。すると多くの方から反響があり、「お米を食べると体調がいいです」「お米を食べて元気になりました」といったうれしいコメントをいただけるようになったのです。

これまで20代から80代のお客さまをサポートさせていただいて感じたことは、**お米を食べる食事法は、年齢、性別に関係なくおすすめできる**ということです。20代のお客さまも80代のお客さまも「お米をあんなにたくさん食べたのに、体重もおなか周りも減ったことに驚いた」とおっしゃっていました。「食べたら太る」というマイナスイメージが「食べたら元気になる」というプラスイメージに変わると、日々の食事のストレスが減り、食べることが楽しくなりますよね。

体を変えたい、でも何から始めたらいいかわからないという人は、お米をなるべく1日3回、お茶碗1杯はしっかり食べるようにしてください。具がたっぷり入ったお味噌汁を添えて、よく噛んでいただくのがポイントです。そうするとまずは体が変わり、そして心も変わっていくのを感じられると思います。

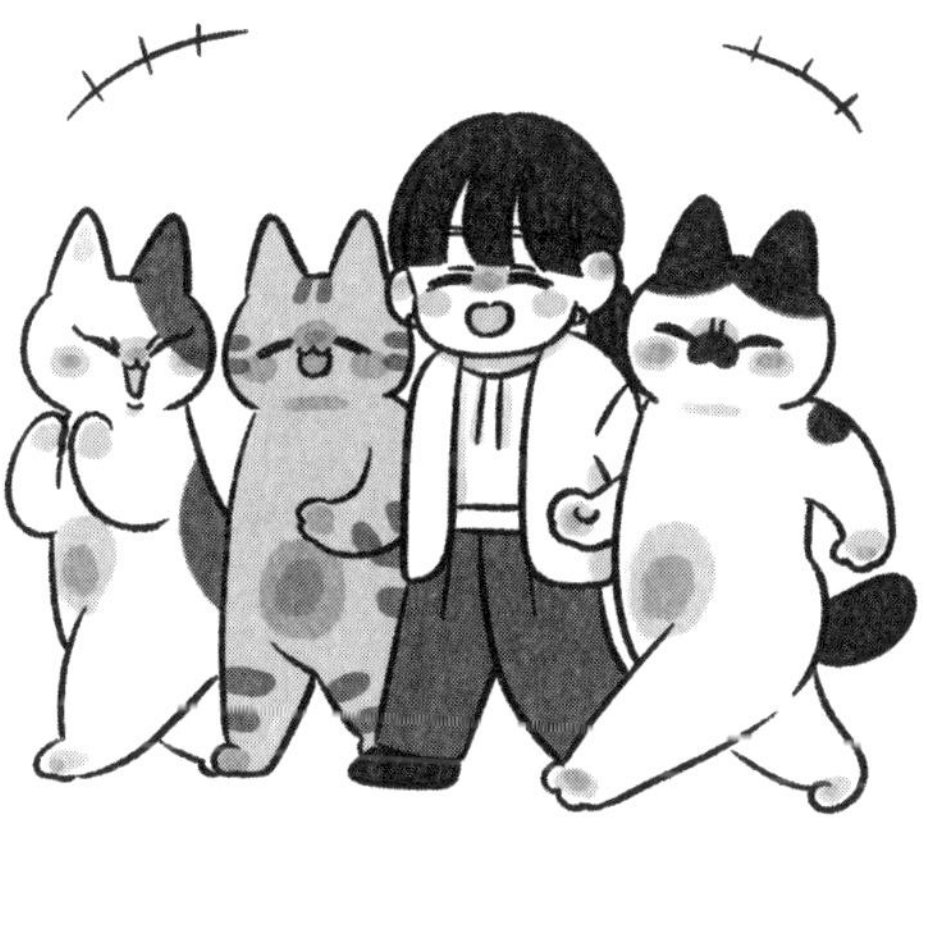

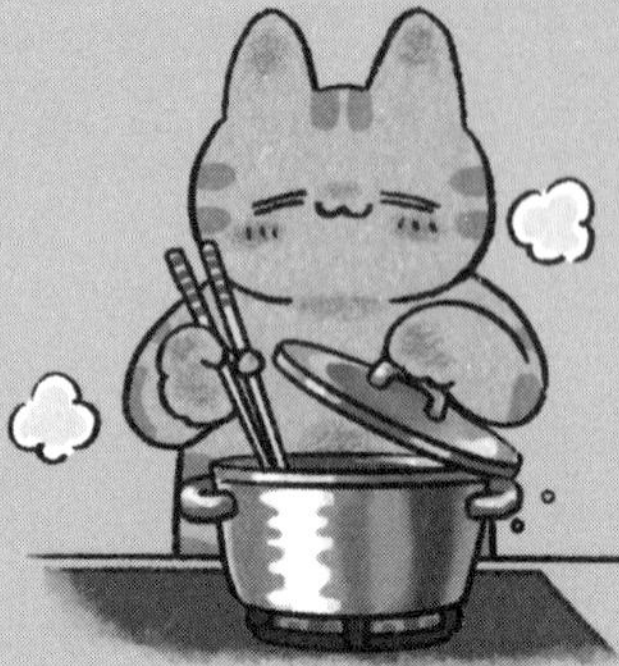

PART.6

主菜バリエーションの増やし方・実践レシピ

レシピについて

・作る分量は、それぞれのレシピに記載してあります。2人分は成人男性1人分＋成人女性1人分を想定した量です。女性2人分や子どもが食べる場合は、やや多めになるので量を調整してください。

・小さじ1は5mℓ、大さじ1は15mℓ、1カップは200mℓです。

・しょうがやにんにくの「1かけ」は、親指の先くらいの大きさを目安にしています。

・電子レンジ、オーブンなどの加熱時間は目安です。機種により熱のあたり方が異なりますので、様子を見ながら調節してください。

・野菜を洗う、野菜の皮やヘタ、種を取り除く、きのこの石づきや軸を除くなど、基本的な下処理の工程は、省いている場合があります。

肉主菜
レシピ

あっさりなのにしっかり味で
ごはんが進みます。

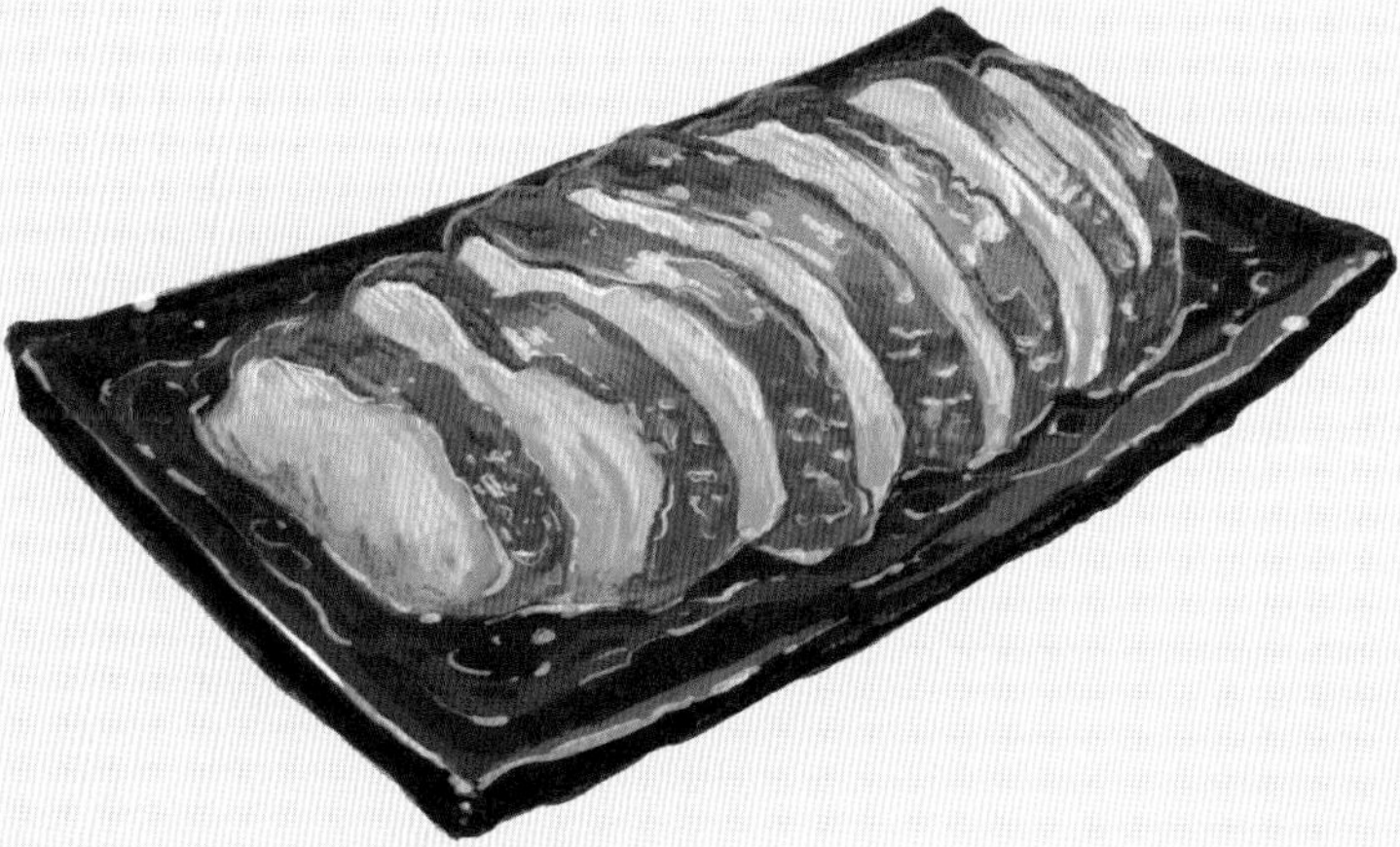

鶏むねチャーシュー

材料

（作りやすい分量・３〜４人分目安）

鶏むね肉（もも肉でも可）
…１枚（約300g）

A
- 水…½カップ
- しょうゆ…大さじ３
- 砂糖、酢、酒、みりん…各大さじ２
- しょうが（薄切り）…１かけ

作り方

1. 鶏肉は、皮目にフォークで数か所さす。
2. 小さめの鍋に**A**を入れて火にかける。
3. 煮立ったらふたをして、弱火で15分ほど、途中２回ほど上下を返しながら煮る。
4. 火を止めて、ふたをしたまま、30分以上味をしみこませる。

肉主菜レシピ

たっぷり野菜で豚肉をあっさりと。
にらだれは豆腐、魚、納豆や
卵かけごはんにかけてもおいしいです。

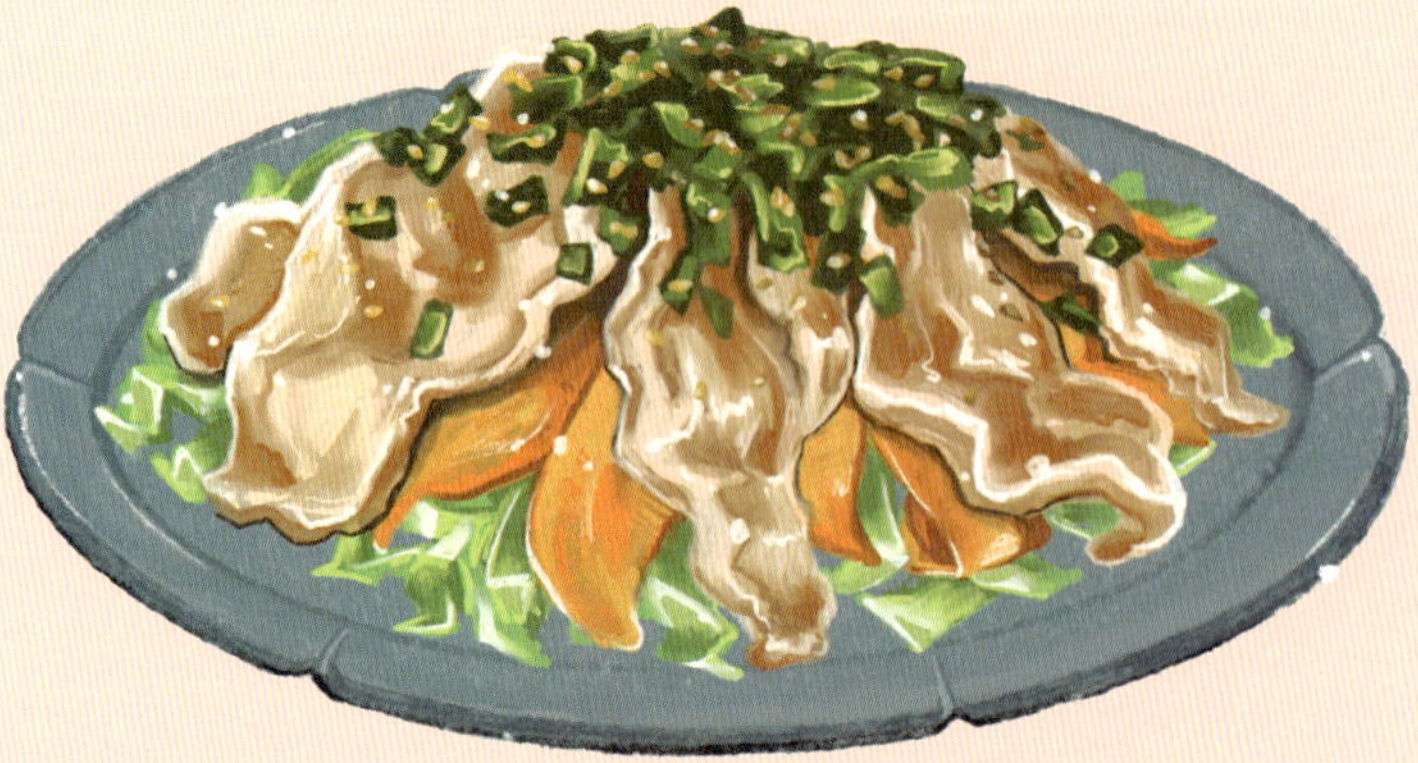

豚肉の野菜蒸し　にらだれかけ

材料（2人分）

豚薄切り肉 … 200g
キャベツ … 1/4個
にんじん … 1/2本

A（にらだれ）
- にら（みじん切り）… 1/3束（30〜40g）
- しょうゆ … 大さじ1
- ごま油 … 大さじ1
- 酢、白いりごま … 各小さじ2
- 砂糖 … 小さじ1〜2
- にんにく（すりおろし）… 小さじ1/2

酒 … 大さじ3

作り方

1 Aは合わせておく。
2 キャベツは1cm幅の細切りに、にんじんはピーラーで薄くスライスする。
3 フライパンにキャベツを敷き、にんじん、豚肉を順にのせて酒を回しかける。
4 ふたをして中火で7〜8分蒸し焼きにする。
5 器に盛りつけ、にらだれをかけて完成。

肉主菜
レシピ

タンドリーチキンが有名ですが、
ヨーグルトカレー風味は
チキン以外の肉や魚でもおいしいです。

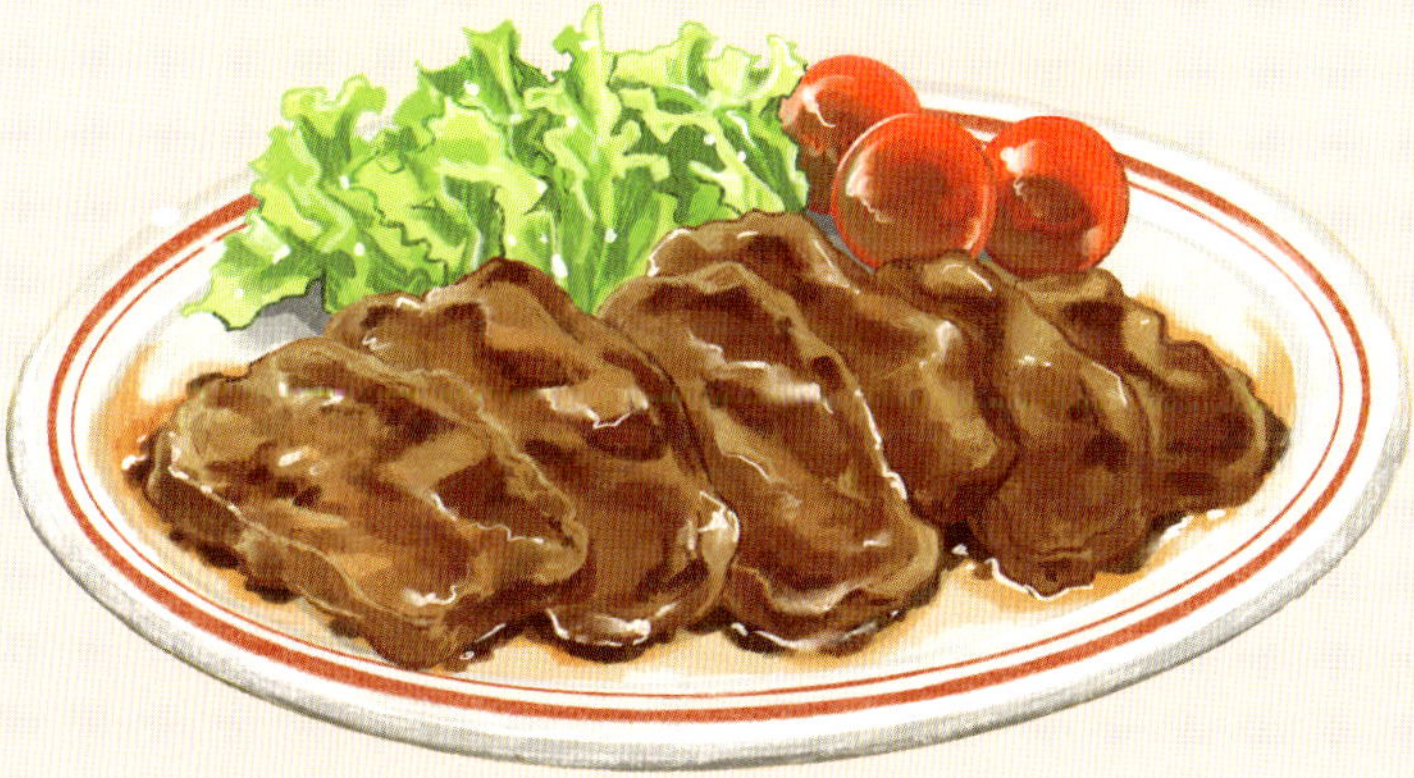

タンドリービーフ

材料（２人分）

焼き肉用の牛肉 … 200g

A
- プレーンヨーグルト … 大さじ２
- トマトケチャップ、カレー粉 … 各大さじ１
- 塩 … 小さじ$\frac{1}{4}$
- にんにく（すりおろし）… $\frac{1}{2}$かけ

油 … 適量
サニーレタス … 適量
ミニトマト … ２個

作り方

1 ポリ袋に A を入れて混ぜ、牛肉を加えてよくもみ込み、冷蔵庫に15分おく。
2 フライパンに油を熱し、1 の肉を中火で焼く※。
3 器に、ちぎったサニーレタスとミニトマトをのせ、2 を盛りつける。

※焦げやすいので火加減に注意してください。

魚主菜
レシピ

韓国の定番さば料理。
コチュジャンの量はお好みで
調整してください。

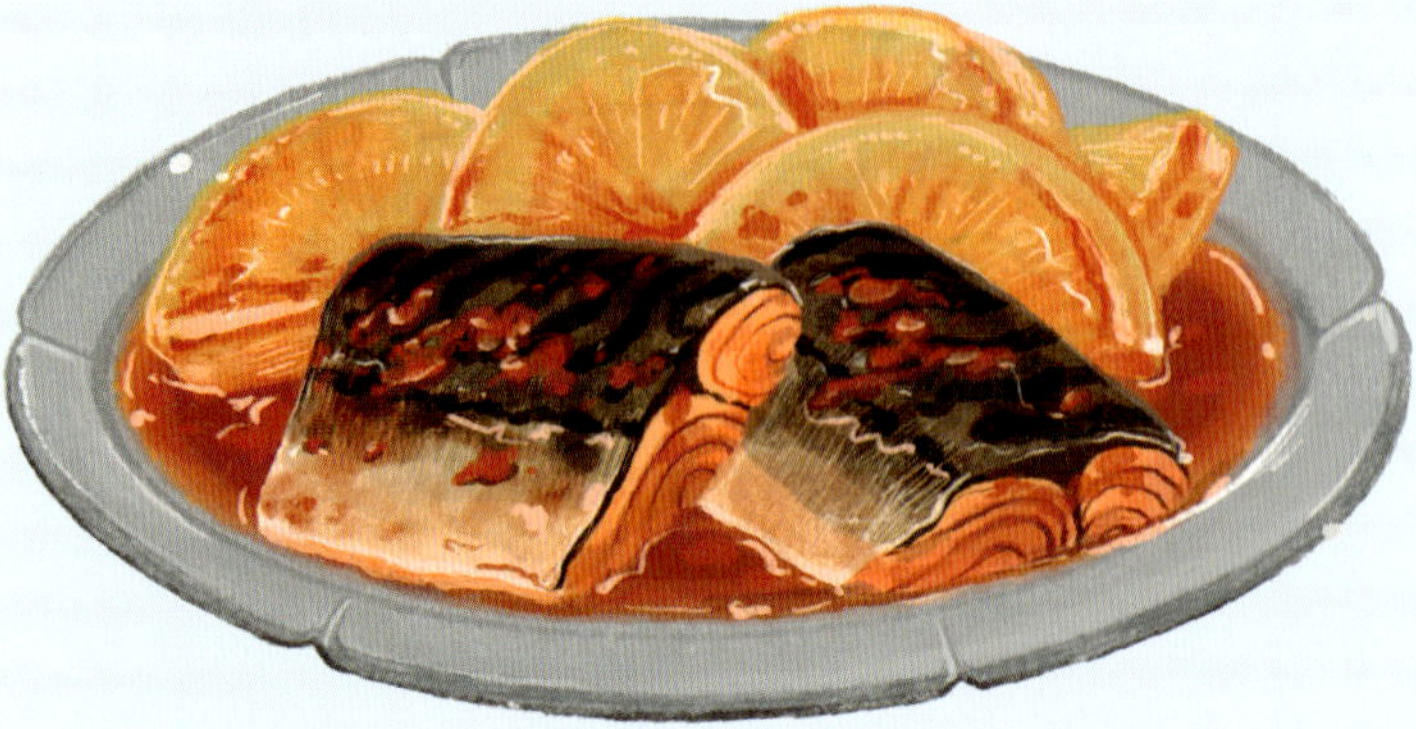

さばと大根のコチュジャン煮

材料（2人分）

さばの切り身… 2切れ
大根… 200g
塩… 適量
にんにく(薄切り)… 1かけ
A
酒… 大さじ2
しょうゆ、コチュジャン、砂糖… 各小さじ2
しょうが（すりおろし）… 1かけ
水… 2カップ

作り方

1 さばは皮目に切り込みを入れる。塩を両面にふり、10分おいたらキッチンペーパーなどで水けを拭く。

2 大根は皮をむいて1.5cm厚さの半月切りにする。耐熱容器に入れてラップをかけ、電子レンジ500Wで5分ほど加熱する。

3 鍋にAと2の大根、にんにくを入れて火にかけ、煮立ったらさばを皮目を上にして入れる。落としぶたをしてときどきさばに煮汁をかけながら中火で10〜12分ほど煮る。

魚主菜
レシピ

いわしは、開きを使えば
包丁を使わずに
簡単においしく作れます。

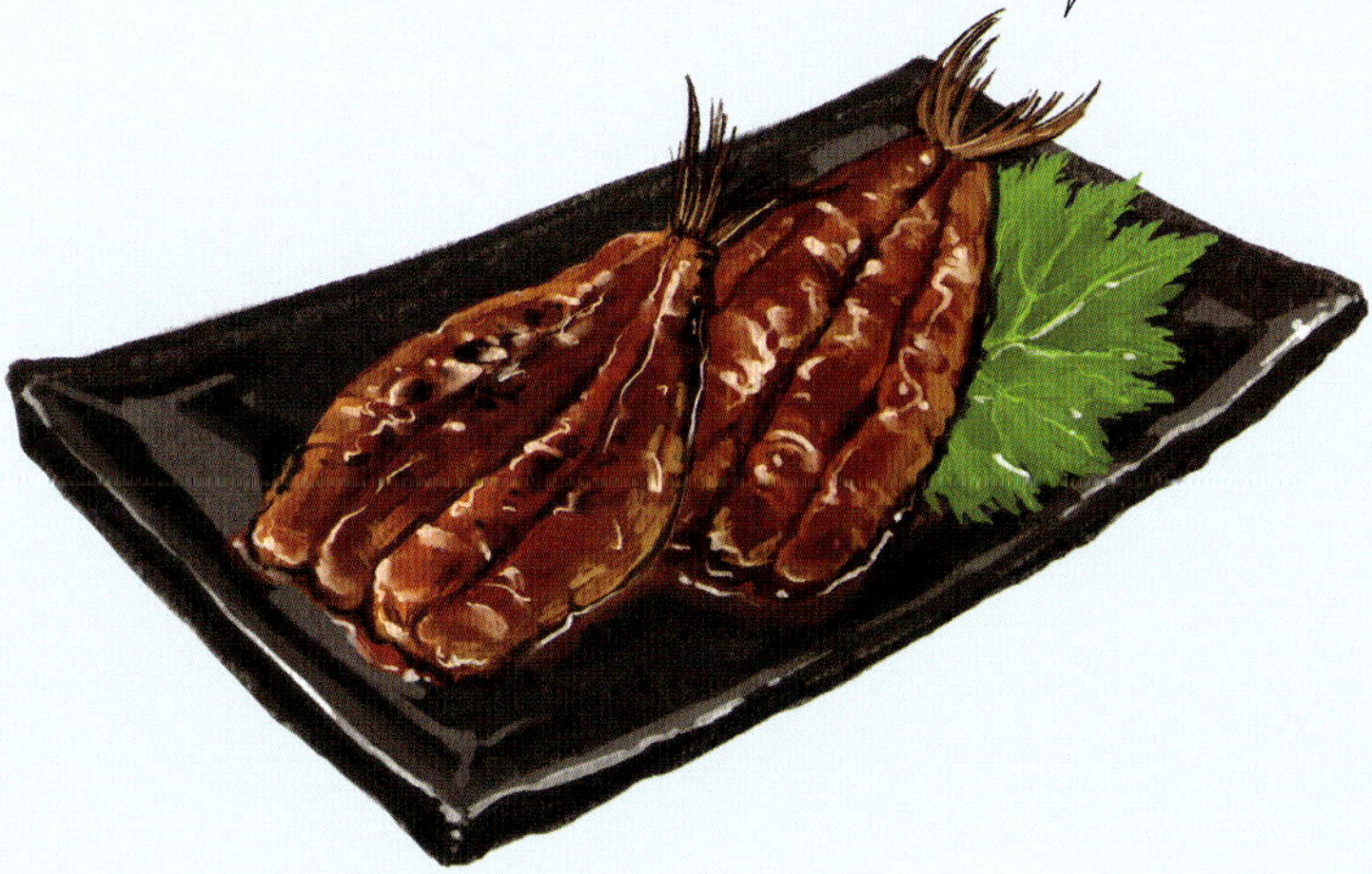

いわしのかば焼き

材料（2人分）

いわしの開き … 4尾
塩 … 少々
米粉（薄力粉）… 小さじ2
A ┌酒、みりん、しょうゆ … 各大さじ1
　└砂糖 … 小さじ2
サラダ油 … 適量
大葉（あれば）… 2枚

作り方

1 いわしは両面に塩をふり、5分おいたらキッチンペーパーなどで水けを拭く。
2 **1**の両面に米粉（薄力粉）をまぶす。
3 フライパンに油を熱し、**2**を皮目を下にして中火で焼き、焼き色がついたら上下を返して両面を焼く。
4 いったん火を止め、**A**を加え、とろみがつくまで再び中火で約1分加熱する。
5 器に大葉と**4**を盛りつける。

魚主菜
レシピ

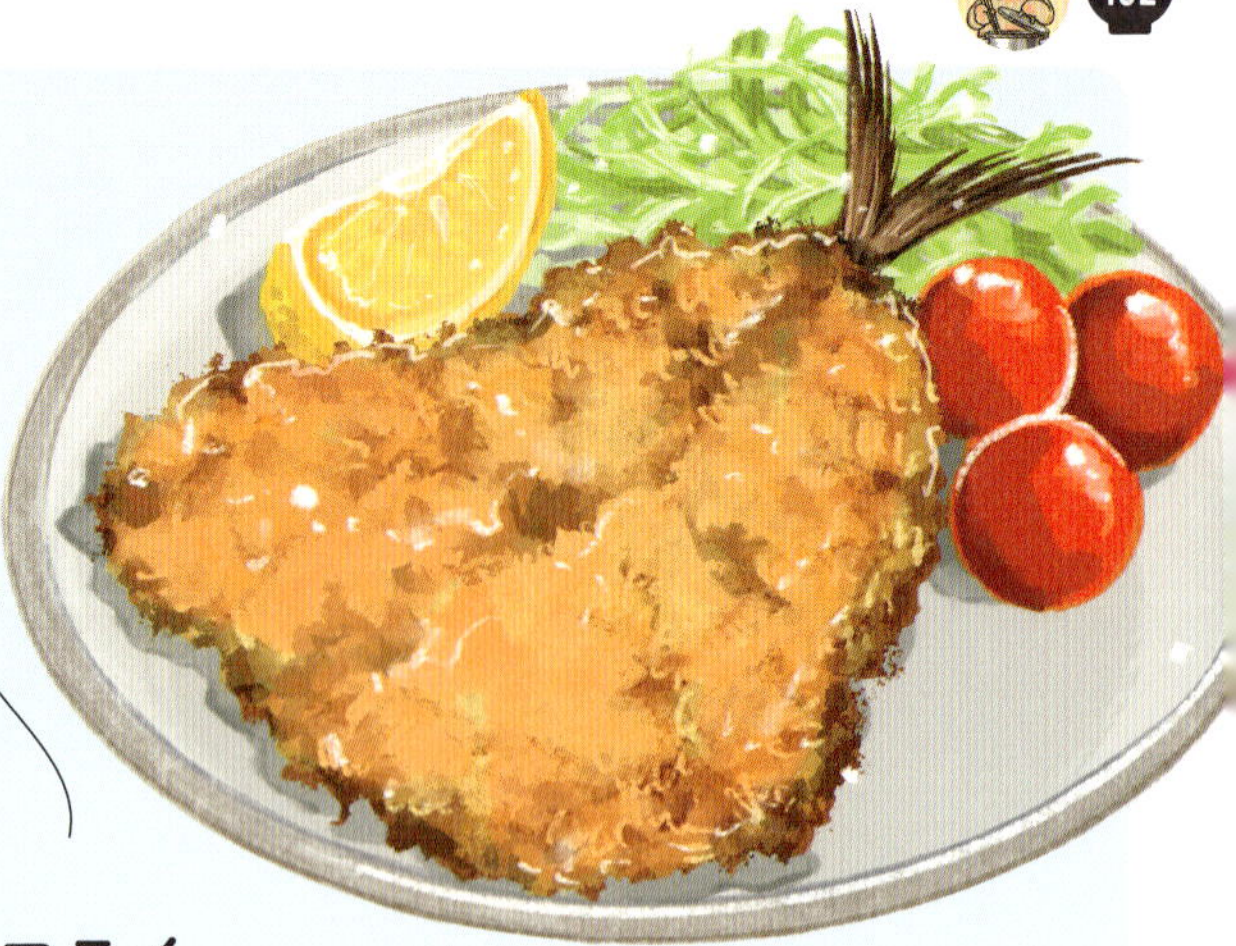

揚げずに
サクサク。
お好みで
ソースをかけて。

揚げないあじフライ

材料（2人分）

あじの3枚おろし … 2尾分
塩、こしょう … 各少々
バッター液[※1]
　米粉（薄力粉）、水
　　… 各大さじ3
オイルパン粉
　パン粉 … 大さじ6
　オリーブオイル
　　… 大さじ2
キャベツ（せん切り）… 100g
ミニトマト … 2個
レモン（くし形切り）… $\frac{1}{4}$個
ソース … 適宜

※1マヨネーズ大さじ2で代用可。
※2加熱時間はオーブントースターにより異なります。様子を見ながら焼き時間を調整してください。魚焼きグリルやオーブンでも焼けます。フライパンで揚げ焼きしてもOKです。

作り方

1 あじは両面に塩をふり、冷蔵庫に10分おいたらキッチンペーパーなどで水けを拭き、こしょうをふる。
2 バットにバッター液の材料を入れ、ダマにならないようよく混ぜる。別のバットにオイルパン粉を混ぜる。
3 あじにバッター液、オイルパン粉を順につけ、余分な粉を落とす。
4 オーブントースターの天板にアルミホイルを敷き、サラダ油を薄く塗ったら、あじを皮目を下にしてのせ、上からアルミホイルをふんわりかぶせて5分焼く[※2]。
5 かぶせたアルミホイルを取り除き、焼き色がつくまで7〜10分焼く。
6 器に5とせん切りキャベツ、ミニトマト、レモンを盛りつけ、好みでソースをかける。

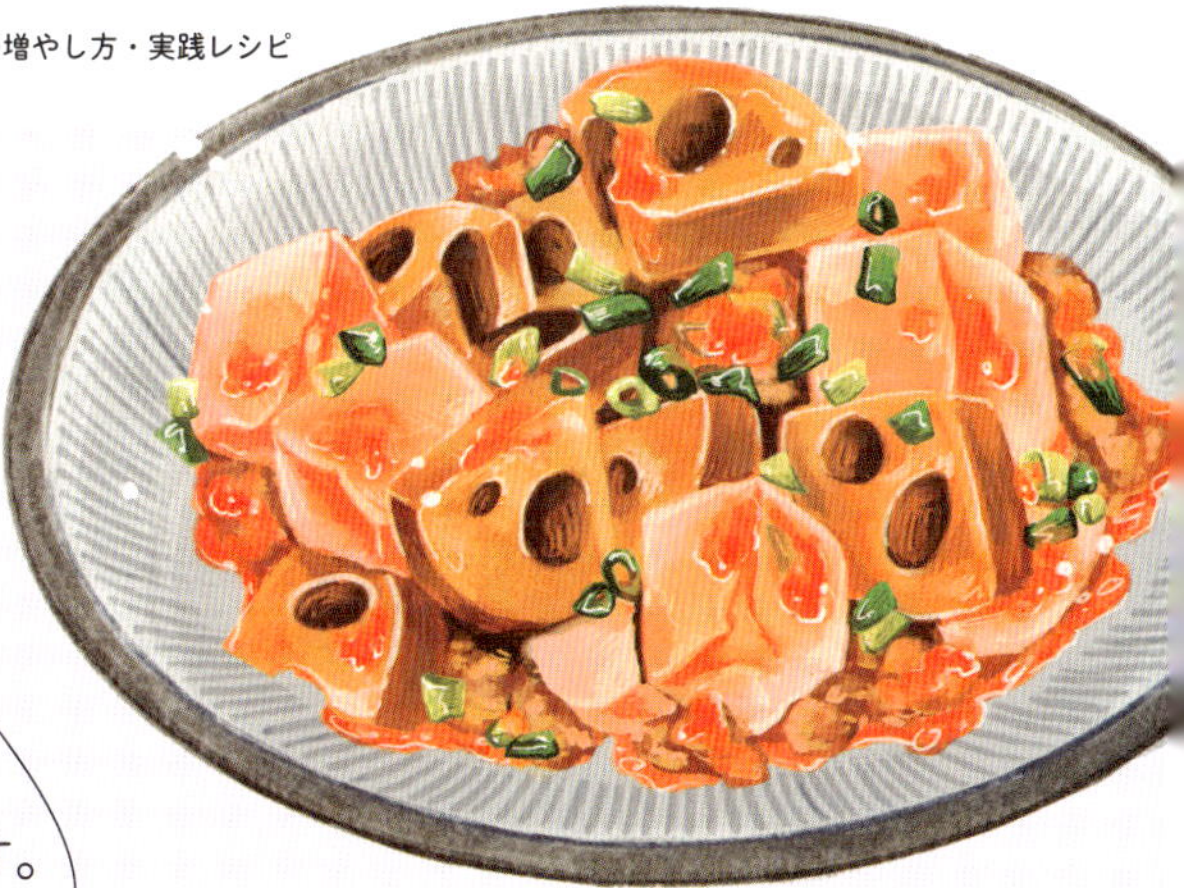

豆腐主菜
レシピ

れんこんを
加えることで
噛み応えアップ。
厚揚げでもOKです。

れんこん入りマーボー豆腐

材料　（２人分）

豆腐 … ½丁（150g）
れんこん … 小½節（100g）
ひき肉 … 100g
長ねぎ（みじん切り）… ½本
にんにく（みじん切り）… ½かけ
豆板醤
　… 小さじ½ ～ お好みで
サラダ油 … 小さじ１
A
　砂糖、しょうゆ
　　… 各小さじ１
　甜面醤（味噌でも可）、酒
　　… 各大さじ１
　だし汁 … 100mℓ
片栗粉
　… 大さじ½（水大さじ１で溶く）
にら（５㎜長さ）か細ねぎ（小口切り）
　… ２～３本（20g）
ごま油、塩 … 各少々

作り方

1 豆腐は水切りして一口大に切る。れんこんは洗って皮をむき、一口大の乱切りにして耐熱皿に並べ、ふんわりラップをかけて電子レンジ500Wで４分加熱する。
2 フライパンにサラダ油と長ねぎ、にんにく、豆板醤を入れて弱めの中火にかける。
3 香りが立ったらひき肉を加えて中火で炒める。
4 ひき肉の色が変わったら豆腐とれんこんを加えてざっと混ぜながら炒める。
5 **A** を加えて全体に混ぜ合わせ、ふつふつとしたら弱火で３分煮る。
6 水溶き片栗粉でとろみをつける。にらか細ねぎを加えてさっと炒め、ごま油を加える。味をみて塩で調える。

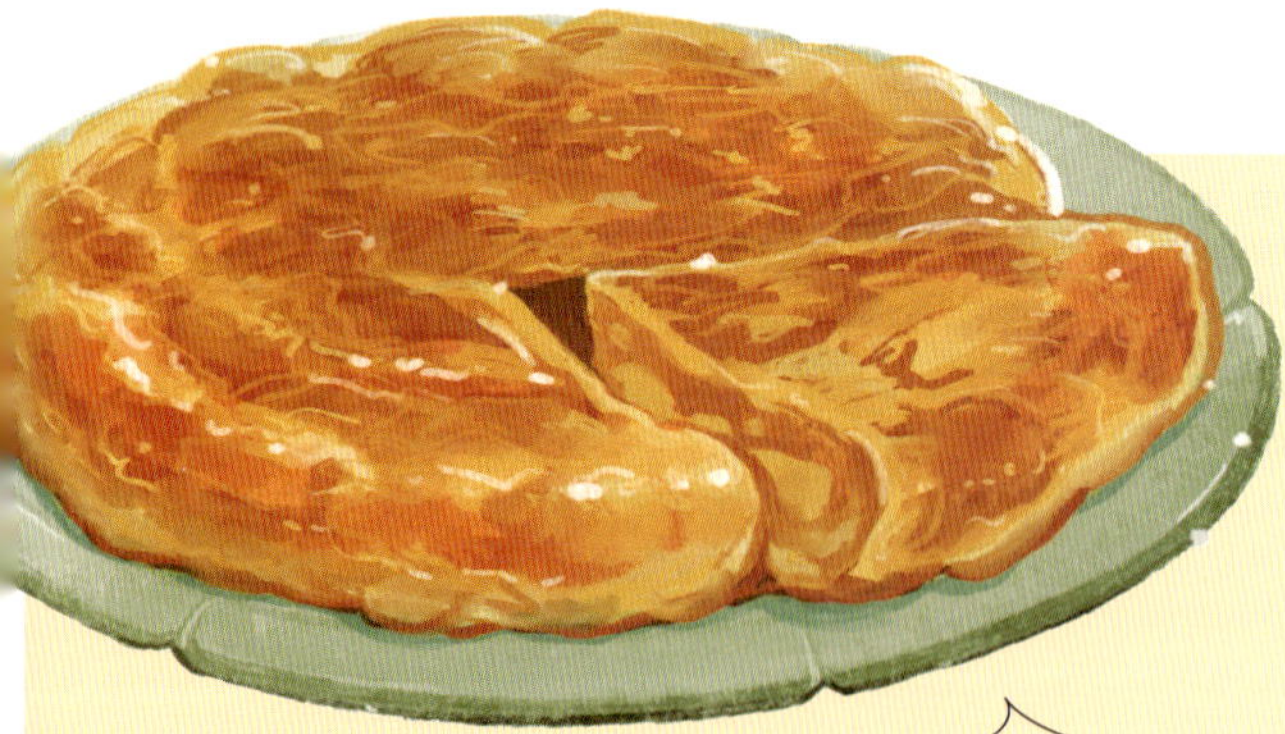

卵主菜
レシピ

ボリューム満点なスペインの国民食。
かぼちゃやズッキーニ、パプリカなどの野菜や
ベーコン、ハム、ツナを入れてもおいしいです。

スペイン風オムレツ

材料（2人分）

卵…3個
塩…小さじ¼
こしょう…少々
にんにく(みじん切り)…½かけ
たまねぎ(薄切り)…½個
じゃがいも(薄切り)…2個
オリーブ油…大さじ2

作り方

1 卵は溶きほぐし、塩、こしょうを加えて混ぜる。

2 直径16〜18cmのフライパンやスキレットに半量のオリーブ油を入れて弱火にかけ、にんにくを加えて香りが出るまでじっくり炒める。たまねぎを加えて炒め、透き通ってきたらじゃがいもを加えてやわらかくなるまで2〜3分炒めて火を通したら、取り出す。

3 1に2の具材を加えて混ぜる。

4 フライパンが汚れていたらキッチンペーパーなどで汚れを拭き取り、残りのオリーブ油を入れて中火で熱し、3を流し入れる。ふちが固まってきたらふたをして弱火で7〜8分焼く。卵のまわりがフライパンのふちにくっついていないかゴムべらなどでチェックをしたら、フライパンより大きな皿をかぶせ、思い切って上下を返し、皿にオムレツをのせる。そのままオムレツをフライパンに戻してふたをせずに弱火で3分ほど焼き、火を通す。

味噌汁レシピ

野菜やきのこはアレンジOKです。
味噌の量はお使いの味噌の塩分量やお好みで調整してください。

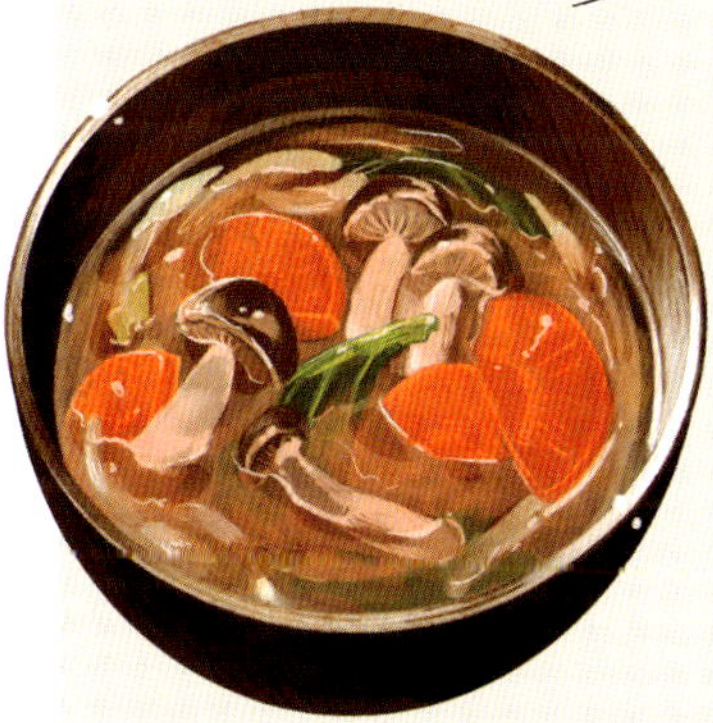

定番

よく作るなんでもない味噌汁

材料 （2人分）
だし汁 … 300mℓ
たまねぎ … ½個(100g)
にんじん … ⅓本(50g)
小松菜 … ½袋(100g)
しめじ … ½株
味噌 … 大さじ1

作り方
1 たまねぎは縦半分に切ってから横半分に切り、1cm幅に切る。にんじんは太ければ半月切りからいちょう切りに、細ければ輪切りにする。小松菜は3cm長さのざく切りにする。しめじは軸を落としてほぐす。
2 だし汁にたまねぎ、にんじんを加えて火が通るまで煮る。
3 小松菜、しめじを加えてひと煮立ちさせたら、いったん火を止め、味噌を溶き入れる。再び加熱して沸騰直前で火を止める。

みそ汁を具だくさんにするおすすめ具材

「まごわやさしい」とは？

「まごわやさしい」とは健康的な食生活を送るために大切な食材の頭文字をとった言葉です。これらはすべて味噌汁に入れられます。「まごわやさしい」の要素がそろっていれば、具材はお好みのものにアレンジしてOKです。まごわやさしい味噌汁をごはんと一緒に食べれば、2品だけで主食、主菜、副菜がそろったバランスごはんになりますよ！

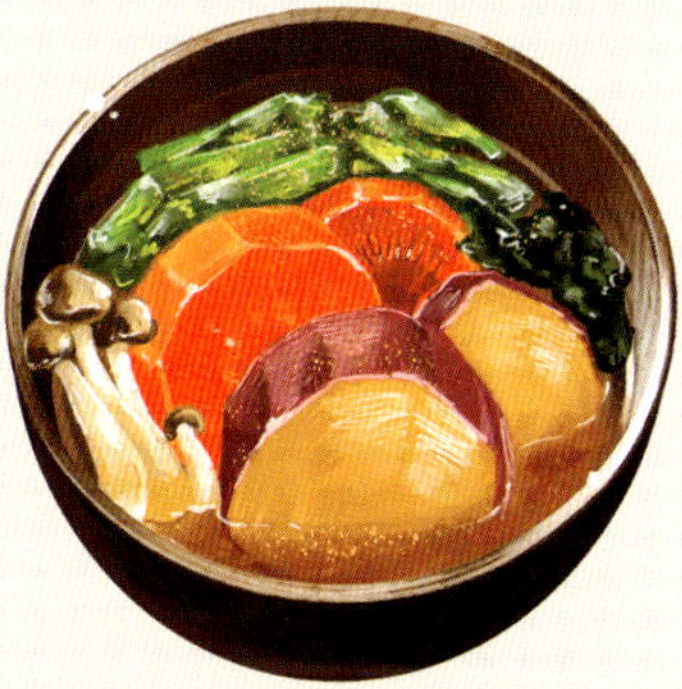

ま＝豆（豆類・豆腐・味噌・納豆など）／たんぱく質・マグネシウムが豊富
ご＝ ごま・ナッツ類／アンチエイジング作用あり
わ＝わかめ（海藻類）／ミネラルや食物繊維を含む
や＝野菜／ビタミン・ミネラル・食物繊維が豊富
さ＝魚／たんぱく質・ビタミンB群、青魚にはDHAやEPAなどの良質な油も
し＝椎茸（きのこ類）／ビタミンDや食物繊維が豊富
い＝いも類／ビタミンC（熱で壊れにくい）やカリウム、食物繊維が豊富

時短・簡単

切干大根の味噌汁

味噌汁レシピ

材料（2人分）

切干大根 … 10g
水 … 350mℓ
煮干し … 1〜2本
にんじん … ⅓本(50g)
油揚げ … ¼枚
乾燥わかめ … ひとつまみ
細ねぎ(小口切り) … 適量
味噌 … 大さじ1

作り方

1 切干大根はさっと洗い、食べやすい大きさに切る。
2 鍋に分量の水を入れ、1と煮干しを加え、だしをとる。
3 にんじんはせん切り、油揚げは短冊切りにする。
4 2の鍋に、3と乾燥わかめを加え、にんじんに火が通るまで煮たら、いったん火を止め、味噌を溶き入れる。
5 再び加熱して、沸騰直前で火を止める。器に盛り、細ねぎを散らす。

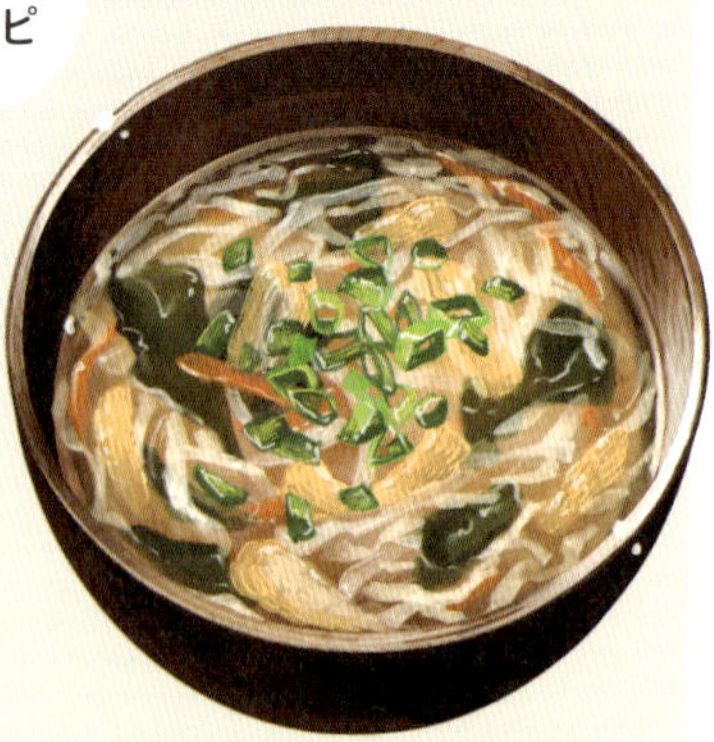

煮干しは火にかける前に
取り出しても、そのまま具材として
食べても OK です。

時短・簡単

アボカドとトマトの味噌汁

味噌汁レシピ

材料（2人分）

だし汁 … 300mℓ（洋風だしがおすすめ）
アボカド … ½個
トマト … ½個
しめじ … ¼株
味噌 … 大さじ1

作り方

1 アボカドは皮と種を除いて食べやすい大きさに切り、トマトも食べやすい大きさに切る。しめじは軸を落としてほぐす。
2 鍋にだし汁を入れて火にかけ、煮立ったらアボカド、トマト、しめじを加えてひと煮立ちさせたら、火を止め、味噌を溶き入れる。

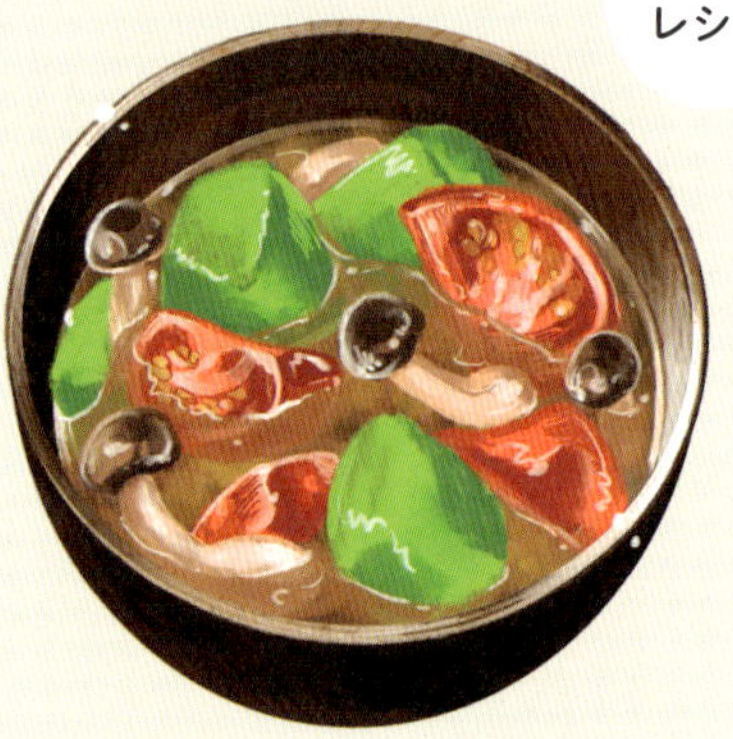

アボカドのクリーミーさと
トマトの酸味が意外にも
味噌に合います。

味噌汁
レシピ

時短・簡単

さば缶と豆苗の味噌汁

主菜兼、副菜にもなる
おかずみそ汁です。

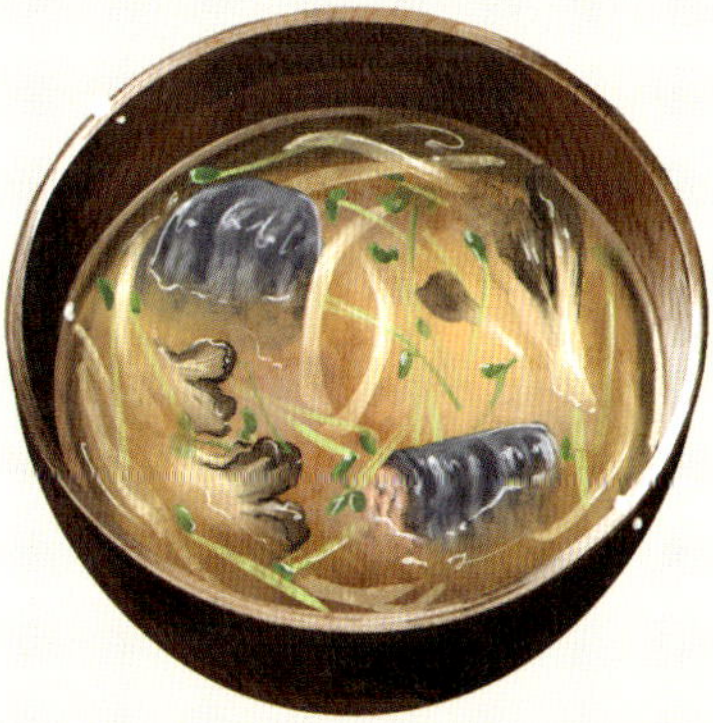

材料 （2人分）
さば水煮缶 … 1缶
豆苗 … ½パック
まいたけ … ½パック
もやし … ½袋（100g）
水 … 300mℓ
味噌 … 大さじ1

作り方
1 さばは汁けをきる。豆苗は根元を切り落とし半分の長さに切る。まいたけは手で一口大にほぐす。もやしはさっと洗い、半分の長さに切る。
2 鍋に水を入れて火にかけ、煮立ったら1を加え、ふたをして2分ほど煮る。
3 いったん火を止めて味噌を溶き入れ、再び加熱して、沸騰直前で止める。

味噌汁
レシピ

アレンジ

ほうれんそうの豆乳入り味噌汁

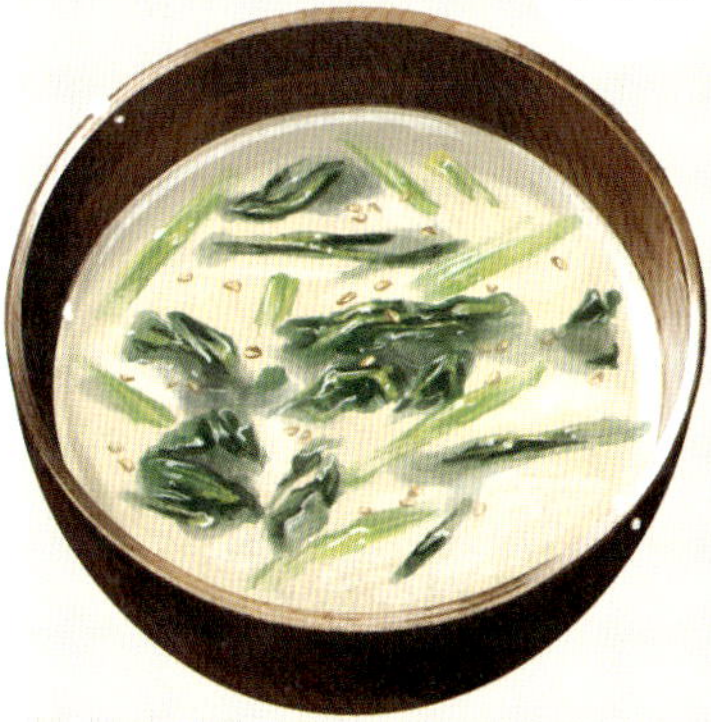

豆乳の旨みがあるから、
だしはなくても OKです。

材料 （2人分）
豆乳 … 100mℓ
水 … 200mℓ
冷凍ほうれんそう … 200g～
白味噌（なければ普通の味噌でも可）… 大さじ1
白ごま … 適宜

作り方
1 鍋に水を入れて火にかけ、冷凍ほうれんそうを加えてひと煮立ちさせる。
2 いったん火を止めて味噌を溶き入れ、豆乳を加える。
3 再び加熱して、豆乳を温める※。
4 器に盛り、白ごまをふる。

※煮立たせると豆乳が分離するので注意してください。

アレンジ

豚キムチ味噌汁

味噌汁レシピ

材料（2人分）

だし汁…300㎖
豚肉…80g
にら…½束(50g)
もやし…½袋(100g)
えのきだけ…½株
白菜キムチ
　…大さじ3(50g)
ごま油…大さじ½
しょうが（せん切り）
　…½かけ
味噌…大さじ½〜¾

作り方

1 にらは5cm長さに切る。もやしはさっと洗い、半分の長さに切る。えのきだけは軸を落として半分に切り、キムチは粗めに刻む。
2 鍋にごま油としょうがを入れて火にかけ、しょうがの香りがしたら豚肉を加え色が変わるまで炒める。余分な油が出ていればキッチンペーパーなどで拭き取る。
3 だし汁を加え、煮立ったらふたをして弱火で2分煮る。
4 1を加えて煮立たせたら、いったん火を止めて味噌を溶き入れる。
5 再び加熱して、沸騰直前で止める。

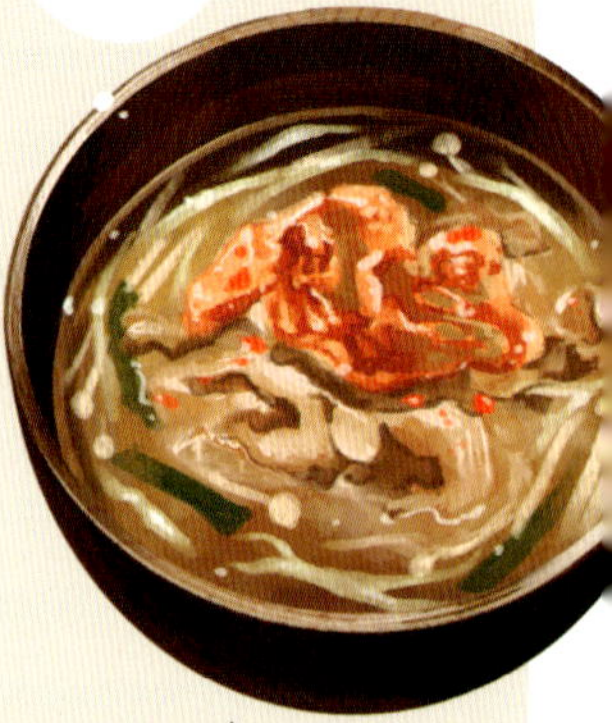

豚キムチの
味噌汁バージョンです。

アレンジ

カレー粉入り味噌汁

味噌汁レシピ

材料（2人分）

だし汁…300㎖
たまねぎ
　…½個(100g程度)
じゃがいも
　…小1個(100g程度)
にんじん
　…中½本(60g程度)
彩り野菜(ブロッコリー、
　いんげんなど)…適量
カレー粉…小さじ1〜
味噌…大さじ1

作り方

1 野菜は食べやすい大きさに切る。
2 鍋にだし汁を入れ、たまねぎ、じゃがいも、にんじんを入れて煮る。具材がやわらかくなったら、彩り野菜を加えてさっと火を通す。
3 いったん火を止めて味噌を溶き入れ、カレー粉を加える。
4 再び加熱して、沸騰直前で止める。

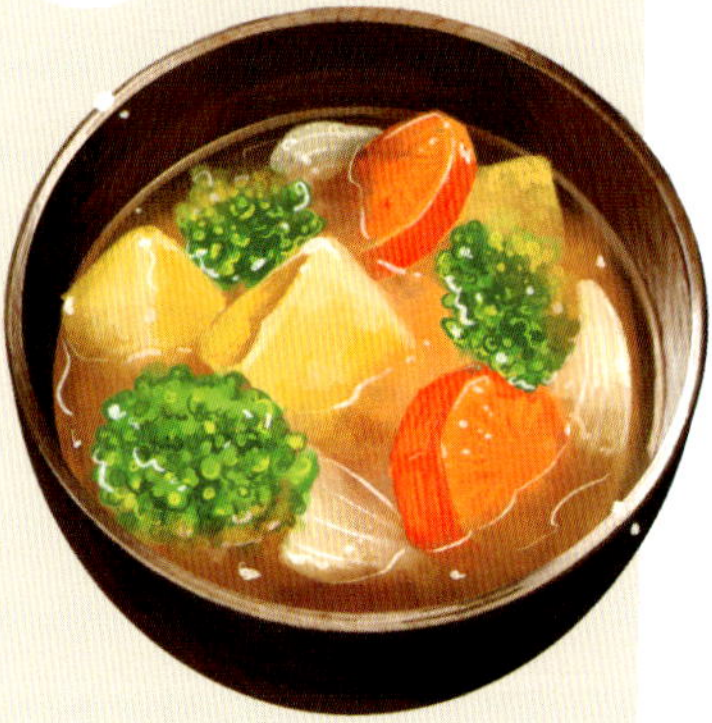

大人も子どもも
大好きなカレー味。

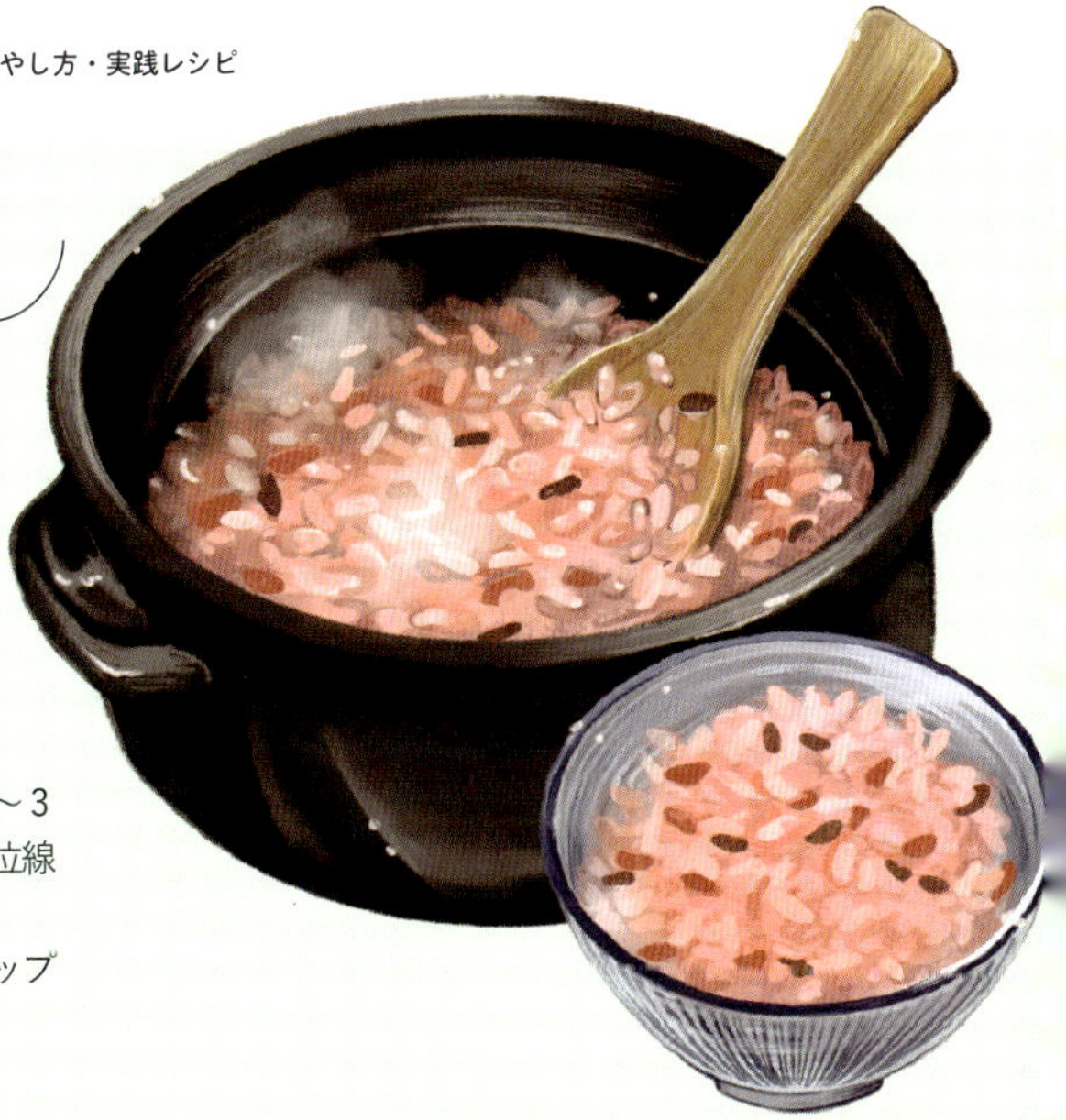
ごはんがおいしく炊けると、
食事がより楽しくなります。

おいしい雑穀ごはんの炊き方

材料 （1合分）

お好みの米 … 1合
お好みの雑穀 … 大さじ1～3
水 … 炊飯器なら1合の水位線
　＋雑穀と同量の水
　鍋炊きの場合は1カップ
　＋雑穀と同量の水

作り方

1 米を研ぐ。最初に入れた水はできるだけ早く捨てる。水をきった状態でやさしくお米をこすり合わせて拝み洗いする。ゴシゴシ強くは洗わない※1。
2 水を加えてすすいだら水を捨てる、捨てたら研ぐ、を2～3回繰り返す。
3 米をお釜にセットし、分量の水と雑穀を加えて混ぜる※2。
4 夏なら30分以上、冬なら1時間以上、浸水させてから炊く。
5 炊き上がったらそのまま10分蒸らし、ふたをあけてしゃもじで米粒をつぶさないよう底から混ぜてほぐす※3。

※1 研ぐときにざるを使うと、研ぎ汁がお米に再吸収されるのを防ぎ、手早くきれいに研げます。雑穀は洗っても洗わなくてもOK。洗う場合は粒の小さい雑穀が流れないよう、目の細かいざるや茶こしを使いましょう。
※2 このとき水に浮く雑穀があればとり除きます。
※3 炊いたごはんはそのまま放置すると固くなって食感が悪くなります。

雑穀嫌いな人がいる場合は「炊き分け」がおすすめ

一緒にお住まいの人が雑穀嫌いだと、お米を別々に炊く必要がありますよね。その場合、おすすめなのは炊き分けです。普通にお米をセットしたあと、雑穀を端に寄せて加えたら、同量の水分を足して混ぜずにそのまま炊くだけです。お米と雑穀が混ざらずに炊き上がります。雑穀嫌いな人にはごはんの部分だけをよそい、そのあとに雑穀を混ぜていただきましょう。なお、黒米を混ぜるとお米が紫色に染まるため、その色が苦手な場合は黒米が入っていない雑穀を選んでくださいね。

おわりに

この本を手に取っていただき、本当にありがとうございます。

おいしく楽しく食べて、心も体も元気になる人を増やしたい、そんな想いを込めてこの本を書きました。ほんの数年前まで、「3食お米を食べてやせるわけがない」と思っていた私ですが、お米を中心に食べる食生活に変えたことで、心も体もすっかり変わったと感じています。その体験をもとにお米の魅力を発信し続けたところ、たくさんのお客さまにめぐり合い、皆さまが変わっていく様子を目の当たりにすることができました。

世の中には「食べたら太る」「お米は減らしたほうがいい」という情報にあふれています。ところが実際は、食べる量を減らすと必要な栄養まで不足して、カロリーを燃やす能力が落ちて、かえって太りやすくなるのです。適切なバランスと量を意識して食べると、けっこうしっかりお米を食べたとしても、おなか周りからスルスルやせやすくなります。この感覚が身につくと、食べることへの不安が消え、食事が楽しくなり、体の中から元気になって、心も穏やかになるのです。

40歳を過ぎてから食と健康に関わる仕事を始めたばかりの私が、迷いなくお米中心の食生活をおすすめできるようになった理由は、「お米はしっかり食べるほうがスリムで健康になれる」という情報に出合ったからです。一般社団法人日本健康食育協会の代表理事・柏原ゆきよ先生の著書にあった「お米はダイエット食品」という言葉に衝撃を受け、半信半疑で先生の運営する食の講座を受講しはじめました。

「大切なのはカロリーだけじゃない」、「ごはん6割・おかず4割のバランスがおすすめ」、「『日常食』と『非日常食』でメリハリのある食生活を」といった教えは、「摂取カロリーを減らせば体重が減る」という栄養学の知識しかなかった私にとってどれも新鮮なものばかり。「何を食べるかだけではなく、どう食べるかが大切」だと、熱を持って語れるだけの知識と自信を身につけさせていただきました。先生から学んだ「健康食育」の考え方について、本書内で紹介させていただくことを快諾してくださり、心より感謝申し上げます。

また本書では、食事コンサルティングなどを通じてよくいただく、食の疑問・不安・悩みについて、可能な限り具体的に対処法をご紹介しています。食事に関する悩みはとてもプライベートなものなので、誰かに相談することもできず、ひとりで答えを見つけられずにいる方が非常に多いです。体は一人ひとり違うので、何をどう食べるかは、最終的にご自分で決めていただくしかありません。ただ、その際のヒントを本書で見つけていただければ幸いです。

最後になりましたが、いつも応援してくださるすべてのお客さま、ユーチューブで私を見つけ、本書をまとめてくださったエムディエヌコーポレーションの見上愛さん、すてきなイラストと漫画を描いてくださった「n.S」そーいさん、本のデザインを担当してくださった太田玄絵さんに心より感謝申し上げます。

またいつも温かく見守ってくれる家族や友人たちにも感謝しています。

3食しっかりお米を食べることが、みなさまの心と体の健康につながることを願っています。

赤松るみ

制作スタッフ
デザイン　太田玄絵
イラスト　In.S_そーい
編集長　後藤憲司
企画編集　見上 愛

管理栄養士の
３食「米」でもやせるコツ

2024年 10月 21日 初版第1 刷発行

著　者　赤松るみ

発行人　諸田泰明
発　行　株式会社エムディエヌコーポレーション
〒101-0051　東京都千代田区神田神保町一丁目105番地
https://books.MdN.co.jp/
発　売　株式会社インプレス
〒101-0051　東京都千代田区神田神保町一丁目105番地
印刷・製本　シナノ書籍印刷株式会社

Printed in Japan
Ⓒ2024 Rumi Akamatsu. All rights reserved.
本書は、著作権法上の保護を受けています。著作権者および株式会社エムディエヌコーポレーションとの書面による事前の同意なしに、本書の一部あるいは全部を無断で複写・複製、転記・転載することは禁止されています。

定価はカバーに表示してあります。

【カスタマーセンター】
造本には万全を期しておりますが、万一、落丁・乱丁などがございましたら、送料小社負担にてお取り替えいたします。お手数ですが、カスタマーセンターまでご返送ください。

◎落丁・乱丁本などのご返送先
〒101-0051　東京都千代田区神田神保町一丁目105番地
株式会社エムディエヌコーポレーション カスタマーセンター
TEL：03-4334-2915

◎内容に関するお問い合わせ先
info@MdN.co.jp

◎書店・販売店のご注文受付
株式会社インプレス　受注センター
TEL：048-449-8040／FAX：048-449-8041

ISBN978-4-295-20714-6
C2077